学術選書 117

# 維新京都 医学の開花

カルテを作った
お雇い外国人ヨンケル

藤田哲也

京都大学
学術出版会

KYOTO
UNIVERSITY
PRESS

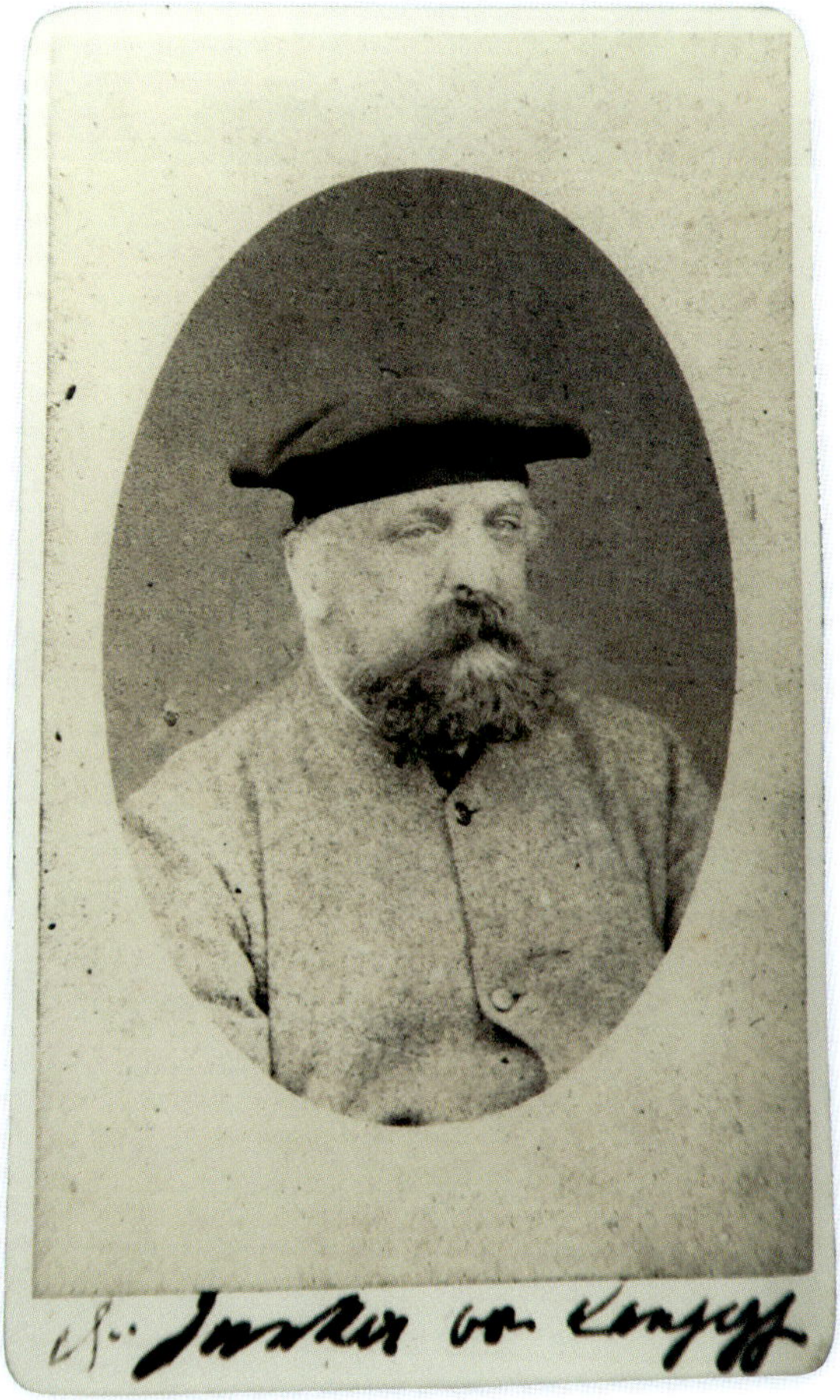

ヨンケル・フォン・ランゲック
（京都府立医科大学附属図書館所蔵）

# はじめに

一九七〇年の秋のある夕、大学紛争が終焉したとはいえ、まだ不穏な空気が漂っていた学内警備のために、当時京都府立医科大学の学生部長をしていた私は、日課となっていた無人の旧館病棟の巡回をしていた。壊される予定の古びた建物の薄暗い廊下を改築に向けて見回っていたときに、隅に積み上げられたゴミの中から使い古した燃えさしのローソクが残ったままのランタンが二つ顔を出しているのに気がついた。近づいてよく見ると、そのランタンには赤十字マークが浮き彫りにされており、療病院（京都府立医科大学の前身）というサインも入っていた。さらに手に取って詳細に調べてみると、このランタンはかなり洗練された作りになっていて、ガラス一枚ものの成形で上半分がすりガラス、下半分が透き通っており、十字も透き通っていた。高等な技術が要ったはずで、療病院設立に関わったとされる当時ガラス加工の名人と評判の島津製作所の創業者島津源蔵（一八三九―一八九四年）が作ったのではないかと咄嗟に私は思ったのである（図13参照）。捨てられる運命にあったこのランタンを拾い、早速、大学附属図書館の二階にある資料室に収めることにした。

このランタンとの不思議な出会いから、私は維新京都における激動の医学史、京都療病院の歴史を、特に初代お雇い外国人医師フェルディナンド・アーデルベルト・ヨンケル・フォン・ランゲックの人となりやその功績を知ることになり、当時の京都における医療、とりわけ西洋医学の幕開けの悠久の物語へと誘われることとなった。

この知られざる物語を、できるだけ史実に忠実にと思い、根拠となる資料や文献を可能な限り探し求め、それらをもとにしてまとめたのが本書である。とはいえ、一五〇年以上という年月を経て喪失してしまった資料も多く、そのあたりは周辺の状況を鑑み、その隙間を埋めて書かせていただいた。

第I部では明治維新前後の日本の医療状況とヨンケルの簡単な履歴、来日の経緯について、また京都の医療現場におけるヨンケルの活躍ぶりについて、第II部では具体的なテーマごとに、ヨンケルの発明した吸入麻酔器、ヨンケルが京都に導入した近代精神病学、石炭酸消毒法についてまとめた。そして第III部では帰国後のヨンケルに加えて、ヨンケルとパストゥールのつながりについても考察してみた。

なお、本文中の月日は旧暦表示ではなく新暦で記載した。そのために、旧暦表示の挿入資料との間にずれが生じてしまったことを予めご了承いただきたい。

本書が少しでも、京都の医学史の、あるいは日本における西洋医学の黎明期の一記録としてお役に立てれば、何にも増して幸いである。

藤田　哲也

二〇二四年一二月三一日

◉目　次

はじめに……i

# 第Ⅰ部　西洋医学への胎動

第1章……お雇い外国人医師、京都へ……3
1　見せつけられた西洋医学の驚異……3
2　京都への西洋医学の導入……18
3　ヨンケル・フォン・ランゲックという人物……23
4　ヨンケル、日本政府に雇われる……32

第2章……念願の西洋医学病院と医学校……45
1　療病院の開院と「京都療病院新聞」の発行……45
2　日本の赤十字ロゴマークの謎……53

3　ヨンケルが創案したカルテという情報システム……57
4　ヨンケル、教壇に立つ……63
5　假牧畜で牛痘ワクチン作り……65

## 第Ⅱ部　京都から発した日本近代医学のビッグバン

第3章……麻酔によって目覚めた日本の近代医療
——ヨンケルの吸入麻酔器とウィリアム・ウイリスの活躍……77
1　華岡青洲による世界最初の無痛乳癌切除……77
2　エーテル麻酔法とクロロフォルム麻酔法の発明……81
3　ヨンケルの発明した吸入麻酔器……88
4　ヨンケルの麻酔器と明治維新とウイリス……93

第4章……日本の近代精神病学のあけぼの
——ヨンケルが持ってきたヨーロッパの近代精神病学……99
1 ヨーロッパにおける精神病学の事情……99
2 ヨンケルによって一変した京都の精神病治療……112
3 幕末における南禅寺の窮状と東山天華……119
第5章……石炭酸消毒法の導入——日本近代外科学と衛生学の夜明け……131
1 日本へ石炭酸消毒法を初めて導入したヨンケル……131
2 公衆衛生と石炭酸消毒……135
3 ヨンケルをめぐる記録欠落の謎……142
4 外科手術への石炭酸消毒法の応用……146
5 生死を分けた石炭酸消毒法の威力……151

## 第Ⅲ部　ヨンケルからパストゥールへ

第6章……ヨンケルが残したもの……163

1　リスターの手紙……163
2　パストゥールの恩恵……166
3　真の文化人であったヨンケル……170
4　医学教育に関するヨンケルの理念……176
5　帰国後のヨンケル……182

コラム01　薩州屋舗跡地の現在……22
コラム02　万国赤十字の誕生……31
コラム03　ボードインのその後……43
コラム04　京都療病院開院式の出席者……51
コラム05　カルテのルーツ……62

コラム06　フィリップ・ピネルの理念……113
コラム07　護体室……118
コラム08　ナイチンゲールと病院衛生……136
コラム09　日本における石炭酸消毒法の伝播……158
コラム10　石炭酸消毒の受容……168
コラム11　日本贔屓であったヨンケル……177
コラム12　ヨンケルの写真……183

あとがき……188
索引……195

# 第I部

# 西洋医学への胎動

# 第1章 お雇い外国人医師、京都へ

## 1 見せつけられた西洋医学の驚異

一八六八年正月四日、明治維新の幕開けとなる戊辰の役が始まった。戊辰《ぼしん》とは慶応四年の旧暦名である。始まりの舞台は京都、鳥羽の赤池だった。東寺から国道一号線を南に、名神の南インターチェンジを越えて少し行くと赤池だが、当時は広々とした洛外の田圃の中にポツンとその小村があった。そこへ、街道沿いに大坂から京へ軍勢を率い、馬に乗って進んできた幕府軍の先陣指揮官、大目付の滝川具挙《ともたか》が、鴨川の手前で京都入りを阻止しようと道を固めていた薩摩藩の椎原小弥太に押し留められ、通せ通さぬの押し問答となった。幕軍の主力部隊は会津と桑名の藩兵であった。両軍とも気持ちが昂り、苛立って発砲する者があらわれた。驚いた滝川の馬が暴れ、もと来た伏見の方へ暴走した。滝川が落馬し騒然となったところに薩摩藩の鉄砲の乱射が始まり、その場が一挙に合戦の様相を呈してきた。薩摩藩は初めから臨戦の構えだったが、幕軍は虚をつかれ街道に一列縦隊に並んだまま、散々に銃弾を浴びて敗走した。

普段からフランス軍の指導も受け、長期にわたって資金も豊富にあったはずの徳川幕府軍のほうは最新式の火器も十分に整備されていたはずと考えられるかもしれないが、実は新式の武器はごく一部であり、大多数の下級武士の持つ銃のほとんどが時代遅れのもので、銃撃戦の訓練も十分できていない状態にあった。その大きな理由は、幕軍戦力の中心である武士階級に銃砲による戦いを軽蔑する傾向が強かったためである。だから、幕府軍の銃砲の整備がなかなか進まなかったのだ。たとえば、幕府方では最強の戦力と皆が信じ、頼りにされていた新撰組は、鉄砲を使うことを断固として拒否していた。この後、薩摩兵が伏見にまで到達し市街戦になったときも、新撰組はあくまで刀による白兵戦に固執し、辻々に陣取った薩摩兵の銃砲の標的にされ、手も足もでなかった（図1）。

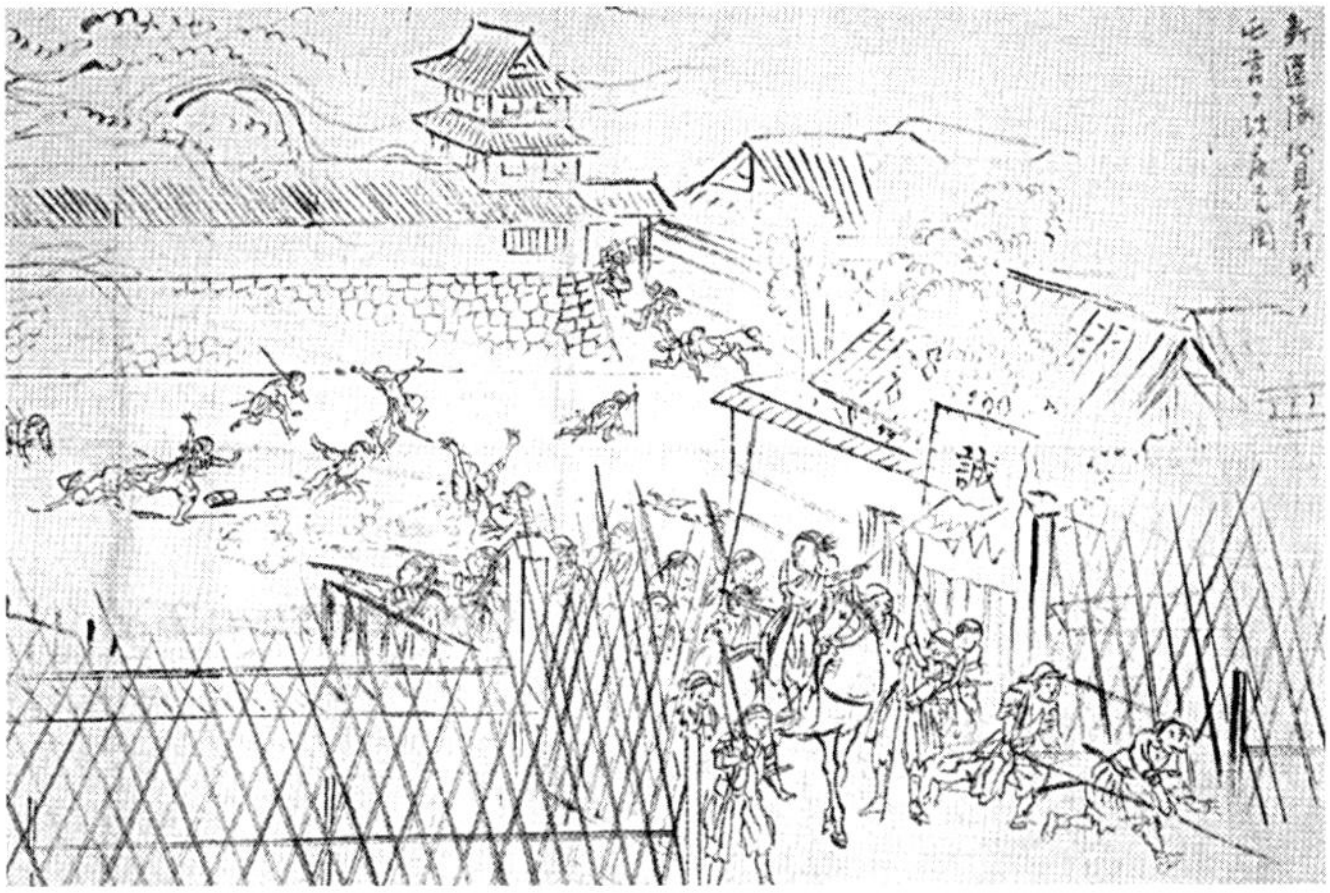

図１●薩摩兵の銃砲に敗北し京都伏見の徳川幕府代官所を落ち延びる新撰組（明治元年伏見鳥羽戦争図草稿、京都国立博物館所蔵）

一方、薩長兵のほうは半農民を中心とする新興勢力で、非常に新しいイギリス製・米国製の銃砲を持ち、徹底的な銃撃戦訓練を受けていた。その差は歴然である。薩摩藩はこの五年くらい前に生麦事件をめぐってイギリスの軍艦や海兵隊の実力を見せつけられ、半ば屈伏しながらも、最後にはイギリスの外交力によって和解し、イギリス製の軍艦や銃砲などの武器を購入し（させられ、と言ったほうが正確かもしれないが）その訓練を受ける、という状態で新たな友好関係を維持していたのである。

両軍が鳥羽・伏見で遭遇して撃ち合いになったとき幕府側は簡単に負けてしまい、薩長の方は一挙に大坂まで攻め込んでいくという状況になった。

この間の戦闘の結果、莫大な数の戦傷者が出た。幕府側に比べ薩長方には手負いの数が断然少なかったが、両軍とも傷の多くは日本の医者が経験したこともない重症なものであった。ただ、薩摩藩の方は勝者であり、すぐに軍病院に輸送され手厚い介護を受けることができた。

このような状況の下で、今から一五六年前、ともかく西洋医学というものがどんなに凄いものであるか、次の時代を担う新日本政府の要人たちや若い医師たちに、強く印象づける情況が訪れたのである。

慶応年間、薩摩藩は手回しよく、敷地六五〇〇坪もある薩州屋舗《さつまやしき》と称する兵営を京都市内中心部に用意していた。それは御所の横で、現在は同志社大学神学部や女子大学になっているが、当時はここに広い兵舎があり、薩摩藩の島津久光が数千の兵士を上京・駐屯させていて、いざという時には即座に御所を制圧できるための足がかりにしようとしていたのである。平時のための薩摩屋敷は、すでに錦小路屋敷（現在大丸京都店のあるあたり）や岡崎の薩州屋敷（現在平安神宮や京都市京セラ美術館や京都国立近代美術館のあるあたり）や伏見屋敷など数ヵ所に存在していた。

御所の真横というのは特別の意味があった。政変が起こったときの機動性という点では、軍事上桁違いの重要性である。薩摩藩のこの借地が実現したのは、この土地の裏手（北東側）に相国寺の塔頭《たっちゅう》である林光院（図2）があり、これが薩摩の檀家寺であった縁が大きかったとされている。林光院の口利きで、薩摩藩は相国寺門前の、養源院に隣接するこの広大な土地（図2の太枠）を、タイミングよく借りることができたのだ。賃借料は年六〇石と安く抑えられており、両者の間に深い信頼関係があったことを物語っている。

その経緯がどんなものであったにせよ、風運急な京都で、ともかく、このように戦略上重要な土地を、絶妙な時期に薩摩藩は押さえることに成功したのだ。動乱の場合の戦略的重要性からいって、超一等地であるこの場所が日本列島最南端に位置する島津藩の用地になったことは、その後の京都のみならず日本全体の歴史をも左右する重みをもっていたのである。

薩州屋舗が完成すると、島津久光は二万五〇〇〇の兵を率いて上洛し、その一部をここに配備した。この布石はまもなく、その威力を発揮してくる。勤皇の志士たちがここを格好の足場として活動を始め、さらに六年後の一八六八年に、戊辰の役が勃発したとき、島津藩は即座にこの屋舗に維新軍の本陣を置き、東寺に前線基地を設営した上で、伏見へ大軍を差し向けることができた。そして、隣接する養源院（図2の赤丸）を臨時軍病院として利用し、受傷した薩摩の兵士をここへ収容したのである。銃と大砲によって、〝一〇〇人以上の兵士〟（ウィリアム・ウイリスの証言）が、重傷を受けて、鳥羽・

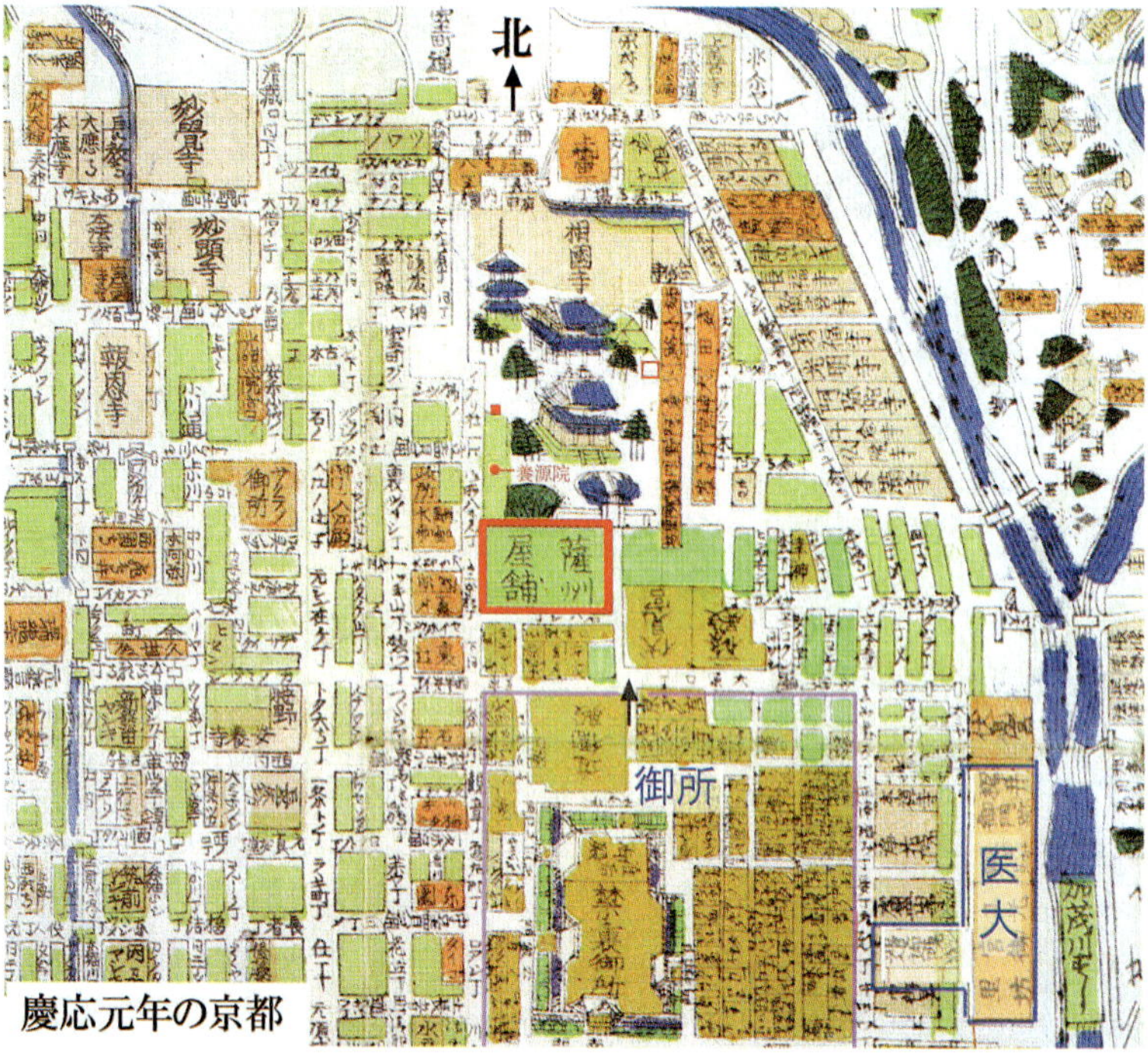


図2●慶応元年の洛中洛外図（コラム01参照）

伏見から運び込まれていた。日本人が今まで見たことのない重篤な外傷だった。彼らは本堂の中のみならず庫裡にまであふれ、呻吟しながら寝かされていた。しかし、そこに集まった薩摩藩の医者は、傷を焼酎で洗い膏薬を塗るとか包帯をする程度のことしかできず、どうにもならない間に傷口が化膿・腐敗し敗血症が進行して次から次へと死んでいく地獄のような状況が出現した。死者の数は日に日に増えていった。

その薩州屋舗には、西郷隆盛の弟である西郷従道《つぐみち》や従兄弟である大山巌、藩主・島津忠義らが集まり、時には東寺から駆けつけた西郷隆盛も加わって鳩首協議していた。だが、すでに維新が勃発してから二週間も日を過ごし重傷者がどんどん死んでいくのに、苦痛にうめきながら病床に臥している人たちの横でできることと言えば、姑息な手段で手当てをしたり手をにぎったり、言葉で励ましたりする以外なす術もなかったのである。焦燥と絶望感は極限にまで達していた。

その医師団の中には、石神良策[1]という薩摩藩のトップの医者もいた。その他多数の藩医が召集され

1　石神良策（いしがみ りょうさく　一八二二―一八七五年）
薩摩鹿児島藩医。戊辰戦争では、イギリス人医師ウィリアム・ウイリスのもとで従軍し、横浜軍陣病院の医師頭取となる。のちに鹿児島医学校教授、海軍病院長。

ていた。後に海軍軍医総監になり、退役後、慈恵医大と有志共立東京病院看護婦教育所を創った高木兼寛[2]も若い見習い医師として加わっていた。彼は入門二年目になったばかりのところだったから、今でいうと医科大学二年生ぐらいの感じで、「当時は、もうおろおろするばかりでどうしようもなかった」と晩年になって回想している。

さらに、この状態に助力したいと集まってきて、薩摩藩士の地獄図を目撃していた医師たちの中に、明石博高[3]もいた。彼は、この後京都府に出仕して、参事・槇村正直と力を併せ、山本覚馬[4]も一緒になって、京都府立医科大学の前身となる医学校を創るために、この直後から目覚ましい活躍を始めた人物である。それから、高橋正純[5]。彼は、少し後に大阪大学の前身である大坂仮病院の院長になる人で、西欧医学を大阪に定着させるのに大きな貢献をしているのである。大阪人では、後に英国留学から帰ってから大坂医学校（大阪大学医学部の前身）の校長になった、まだ若い吉田顕三[6]もいた。ともかく、援助に駆けつけてくれた各地の漢方医・蘭方医も力を合わせ、薩摩藩医の総力をあげても、事態を改善できる見込みはまったくと言ってよいほどなかったのである。西郷隆盛らは、この状態を打破するためには、生麦事件[7]を介して知ることになった西洋医学の力を借りなければならないと心を決め、京都へ外国人を招聘するという前例のない行動に天皇の裁可を仰ぐこととし、ともかく軽症であった砲兵

2
高木兼寛（たかぎ かねひろ　一八四九―一九二〇年）
日本海軍軍人、最終階級は海軍軍医総監。当時、国民病であった脚気の治療法を研究、のちに脚気の原因がビタミンB欠乏によることを明らかにしたことから「ビタミンの父」と呼ばれる。日本初の看護学校や貧しい人々のための病院、有志共立東京病院（のちの東京慈恵会医科大学）を設立、わが国の医療・看護の発展に大いに寄与した。

3
明石博高（あかし ひろあきら　一八三九―一九一〇年）
京都出身の医者、化学者、衛生学者。京都舎密局や療病院など近代医療・理化学関連施設を創立し、日本最初の医師免許試験の実施や検疫制度の採用を提案するなど、京都近代化に向けて実働的な推進役として活躍。

4
山本覚馬（やまもと かくま　一八二八―一八九二年）
幕末の会津藩士、砲術家、明治時代の京都府官吏、政治家。京都府顧問、府議会議員などとして初期の京都府政を指導。妹の八重は、同志社大学を創立した新島襄の妻。

5
高橋正純（たかはし まさずみ　一八三五―一八九一年）
幕末から明治時代の医師。長崎でポンペ、ボードインらから西洋医学を学び、長崎病院塾頭になる。肥後熊本藩医を経て、維新後大阪医学校長兼病院長などを歴任。

6
吉田顕三（よしだ けんぞう　一八四八―一九二四年）
明治から大正時代の医師、政治家。海軍軍医大監、海軍病院長などを歴任し、大阪府立病院兼医学校長となる。のちに衆議院議員。

隊長大山巌を神戸まで行かせ、イギリス領事に医師の派遣を要請することにした。この懇望に領事パークス（Sir Harry Smith Parkes）は積極的に対応してくれた。

下坂から一週間後、大山巌らが同伴して京都へ戻ってきたのが、すでに来日六年目のイギリス領事館付医師ウィリアム・ウイリス（William Wills）であった。時に三一歳（図3）。大山巌らが大坂に呼びに行ったのだが、彼は神戸で軍艦の上にいて、そこから通訳アーネスト・サトウ（Sir Ernest Mason Satow、彼はラトヴィア系のイギリス人で、日系人ではない）とともに海路、大坂を経由し、淀川を遡って京都に到着したのだ。その途中、大坂城が焼け落ちたところを通ってきたというような生々しい体験を、ウイリスは家族への手紙に書いている。

ともかくこのウイリスの大活躍は大変なインパクトがあって、その場に居合わせた人々は、何とかこの西洋医学を導入しなければこれからの日本の医学は成り立たないということを痛感して、各地で勢力的に西洋医学導入の運動を始めたのである。

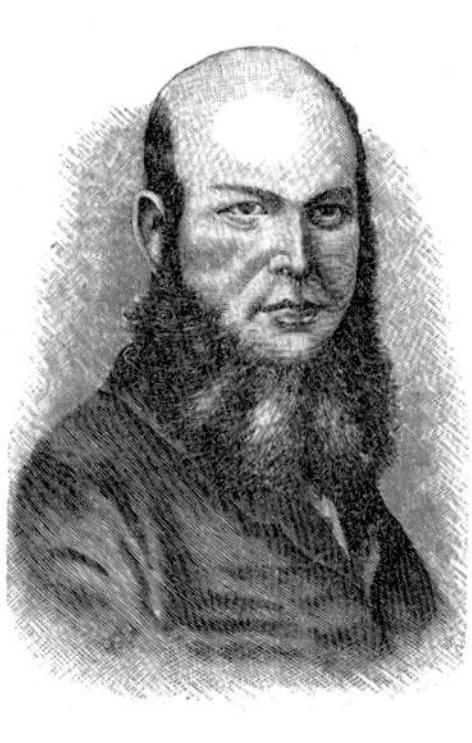

図3●ウィリアム・ウイリス　31歳（1872年）

目の前にいながらどうしようもなかった重症の患者に対し、ウイリスは腕や足を切断したり、異物や骨の断片を掘り出して傷を縫い合わせ、鉄製の副木をあてたりする鮮やかな外科的処置を行った。一〇日ほどの滞在の間に小手術は別として、「手足の切断などさまざまな大規模な手術も一四種類に及んだ」という。この寺の本堂を借りた臨時野戦病院で、大手術だけでも一日平均一、二回も行ったわけである。まさに、大車輪の活躍であった。彼が「最新のクロロフォルム麻酔を使ったので、手術の痛みはなく、患者や日本人の医者の感謝はたいへんなものだった」と言っているのは、間違いなく彼の満足感をも表している。彼自身にとっても、最新の麻酔装置の使い心地は格別のものであったはずだ。また、このやり方を教えられて初めて麻酔をかける日本の医師も、この装置を使わせてもらえば、安全かつ容易に適切な麻酔が次々と実施できたことに間違いはない。おそらくウイリス自身も、素人

7　生麦事件（なまむぎじけん）
一八六二年九月一四日に、乗馬中のイギリス商人C・L・リチャードソンら四人が横浜の生麦村で薩摩藩島津久光の行列に遭遇し、馬で行列を乱したとして、鹿児島藩士に殺傷された事件（一名死亡、二名重傷）。薩英戦争の原因となる。

に近い助手の助けを借りるだけで、かくまで容易に患者を無痛状態にし、落ち着いてゆっくり手術をするというようなことは初めての経験であっただろう。麻酔器とクロロフォルムのおかげで、大手術に安心して専念できたに違いないのだ。一方、日本人の側からすると、直前まで呻吟し悲鳴をあげていた患者が一遍に静かになって手術を受けるというようなことを、目の前でデモンストレーションされたわけである。それを見た官軍方の各藩の要人や、伝統的な日本の医学しか知らない医師たち（中には自称蘭方医もいた）が受けた衝撃は、本当に大きなものであった。彼らにとって、西洋医学は、まさに「神威なる」神の業と見えた。

その一人であった石神良策は初めて明治二年東京医学校（東京大学医学部の前身）が設立されたときに最初の取締（学長に相当）になったほどの人物であったにもかかわらず、その彼にしても何日か後に到着したウイリスの横にいても、彼の手伝いをする以上のことはなにもできなかった。医療技術の差はそれほどまでも大きかったのである。また吉田顕三も、ウイリスの見事な外科手術に心底感銘を受けた一人であった。晩年になって、その印象を「神威なるを感じた」と書き残しているのである。

ただ、ウイリスが何らかの防腐や滅菌の処置をしたかどうかについては、実際は不明である。二、三の歴史家は、彼が「過マンガン酸カリ溶液（カメレオン水）やヨード剤を使って消毒した」と伝えているが、これは伝聞であって真偽のほどは疑わしい。というのは、ウイリスの手紙や直接・間接の第三者の記録を見ても、クロロフォルムの麻酔については何度も自慢して書き残しているのに、過マンガン酸カリなどを用いる消毒法について、何らかの配慮をした証拠は発見できないからである。

第Ⅱ部第5章で詳細に述べるが、消毒や滅菌や清潔や、いわんや無菌手術という概念は、一八六八年にはいまだ一般的に知られていなかったし、それを世に先駆けて強調した医師はヴィーン大学のゼンメルヴァイス[8]のように精神病扱いをされる時代だったのである。ウイリスも、当時は世界中の外科医たちと同じように、毎回の手術前に手を丁寧に洗ったり、次の手術に取りかかったりする前に血や膿で汚れた服を着替えるなどという配慮は一切しなかった。したがって、手術後の感染や傷口の腐敗によるガス壊疽などの発生や、それによる敗血症の死亡などは、当時の、最高の手術者と言われたイギ

8 ゼンメルヴァイス（Ignaz Philipp Semmelweis　一八一八—一八六五年）
ドイツ系ハンガリー人の医師。産科医として勤務していたときに、手洗いなどの消毒で産褥熱の死亡率を下げられることを発見し消毒法を提唱したが、当時の医学界ではまったく受け入れられず、精神科病棟に収容されてしまう。彼の死後にパストゥールやリスターによって、彼の正しさが証明された。

リス本国の先進的外科医スペンサー・ウェルズ[9]やジョゼフ・リスター[10]たちによる（消毒法発明以前の）手術結果とも同じレベルの、五〇％をはるかに上回るものであったであろう。止むを得ないとは言うものの、当時の手術は、〝不潔〟のままで執刀せざるを得ず、術後は天にまかせるという、感染症野放しの状態だったのである。特に、ウイリスの場合は、戦場を次から次へと移動する必要があり、手術後患者が回復するまでの間、同一箇所に留まって患者を観察する余裕はなかった。彼が、その後、何回か「患者の多くは無事に回復したはずです」と希望的な発言をしているにもかかわらず、実際には結果を見届けておらず、長期の予後は決してよいとは言えなかったと推定される。養源院では、ウイリス到着時に生存していた一〇〇人余とされる患者のかなりの者が何らかの手術を受け、その後、死亡した者とすでに死亡していた者も含め総勢六二人が林光院の墓地に葬られた。正確に予後を判断する資料はないが、六二人という数値はこの状況を反映しているとみてよいだろう。ただ、手術を受け副木を当てるなどの処置をされなければ、痛みは軽減せず、開放骨折や弾丸やその破片、石や泥などの異物の残存など、比較的軽度の者でも、その後進行する壊死や化膿や腐敗や、それらに伴う敗血症などで、もっと多数の死者が出たはずである。だから、五割以上は救命できなかったとしても、彼の治療で多くの者が助けられたと彼が言うのは疑いない事実であっただろう。ともかく、この手術者は、激痛に苦しむ患者にとって救世主にも見えたはずだ。

養源院でのこのような大活躍の後、ウイリスは薩摩藩に従って遠征し、会津を廻って東京に凱旋してから、新政府の東京大病院の院長に任命された。このまま行けば、日本の新しい医学界のトップに立つはずだった。

ただ、明治二年に政府の方針が、アヘン戦争[11]の教訓に学び福井藩や佐賀藩出身の医師たちの進言も

9　スペンサー・ウェルズ（Thomas Spencer Wells　一八一八―一八九七年）
イギリスの医師、ヴィクトリア女王の外科医。専門は産科と眼科手術であった。腹部外科のパイオニアとして知られ、卵巣切開術を完成させたことでも有名。

10　ジョゼフ・リスター（Joseph Lister　一八二七―一九一二年）
イギリスの外科医。殺菌手術と予防医療のパイオニア。傷口の細菌学と感染症に関する彼の研究は世界中の外科手術に革命をもたらし、術後感染症の減少につながり、患者にとってより安全な手術となったため、「近代外科の父」と称される。

11　アヘン戦争
一八四〇年、アヘン密貿易を巡ってイギリスと中国、清王朝との間で起こった戦争。イギリスの勝利となり、一八四二年に南京条約が締結され、香港の割譲などヨーロッパ勢力によるアジア植民地の第一歩となった。

あって、急転直下イギリス依存からドイツ医学採用に変更され、東京のポジションをドイツ軍医ミュラー少佐（Benjamin Carl Leopold Müller）とホフマン大尉（Theodor Eduard Hoffmann）に譲る結果になった。しかし、日本政府もウイリスの恩を忘れたわけではない。西郷隆盛らの尽力によってこの後、彼自身お気に入りのもっと設備の整った鹿児島医学校の校長に転身することができた。給与も国内最高の月八〇〇円だった太政大臣三条実美より高い月九〇〇円を銀で支払う（当時、銀は国際為替相場ではるかに有利に英国ポンドに交換できた）という格別の待遇であった。そこで、薩摩の優れた医人が教育され、鹿児島発の英国系医学が日本に定着する基礎が築かれた。このように、全国的に見て、鹿児島から東京に至る日本の西と東の医学系の学校に関係する人たちは、このとき強烈なインパクトを与えられて、一挙に西洋医学導入に向けて走り出したのだ。

## 2 京都への西洋医学の導入

一方、足元の京都でも、西洋医学を導入したいという努力は維新前から積み重ねられていた。

明石博高は以前から西洋の医学・薬学の重要性を認識し、煉真舎《れんしんしゃ》という研究会を主宰していたが、維新という大変革に遭遇し、先述の薩摩藩士の地獄図の中でウイリスの華々しい活躍を目撃したことから、西洋医学の病院を発足させることを、医学の家元（江戸時代までは他の芸道と同じく家元があった）である公家、錦小路頼言[12]を通じて、天皇側近の太政官に申請した。直ちに許可が得られ、御所の内部の広大な施薬院三雲宗順邸（現在の金剛能楽堂の筋向いにあたる御苑内の一角）が下賜された。明石は、ここに外国人医師を雇い入れ最新の西洋風の医学・医療を導入する計画をたて、改めて太政官に提案した。明治元年のことだった。これができていれば、維新後日本で最初の西洋式医学校になるはずだった。

しかし、いまや国の中枢を京都以外へ移したい右大臣岩倉具視の強い反対に遭い、これは潰れ、計画は日の目を見なかった。以来、明石は、岩倉が代替にと推薦した大坂仮病院（新政府の仮医学校兼病

12　錦小路頼言（にしきこうじ よりあき　一八五一―一八八四年）
丹波氏嫡流にあたる公家・華族の家。家業は医道。頼言は第二九代当主・子爵。一八六八年に官許を得て御所の内に病院を開設したが、この代で医業を廃止。

院）の薬局主管の職に就きながら、京都における西洋医学教育の実現の機会を窺っていた。

　思いがけず、明治三年、想いを同じくする京都府大参事槇村正直、京都府顧問山本覚馬らが、明石を呼び戻し、まず医学の基礎となる理化学研究と産業振興のため、京都府セーミ局（Chemie、オランダ語風の発音ではヒェミー、化学のことであるが、江戸の宇田川榕菴[13]はこれに舎密という漢字をあてた）を国から京都への特別交付金〝産業基立金〟十万両を利用してつくり、明石をその長に任命したのだ。京都府も次のステップを見通してのことだった。これを踏み台にして、明石博高は、ヨーロッパの多くの医学校がそうであったように、国の都合による方針決定に従って国庫からの資金を待つのではなく（この場合は、どうしても、軍のための病院というニュアンスが強くなる）、地域の人たちの力で、地域住民のために、軍とはまったく無関係に新しい洋式医学校を創るという、いまだかつて日本では考えられたことのない計画を立ち上げた。この計画は、多分顧問山本覚馬のアイデアによるものであったろう。それまでの交渉の経過から、医学校創設には国の直接的な援助がまったく期待できないはずだったからだ。

　民間主導なら、京都の有力者の強力な支援を得なければならない上に、多額の寄付金を集める必要があった。槇村正直、山本覚馬、明石博高らは、これまで絶大な力をもっていた仏教界と花街に支援を求めた。仏教界からは、永観堂の東山天華、金閣寺の伊藤貫宗、銀閣寺の佐々間雲巌《うんがん》、本願寺派の岡崎願成寺の与謝野礼厳《れいごん》（与謝野鉄幹の父）の四人が中心となり、有名寺院を網羅する勧諭方ができた。そのメンバーには清水寺、東本願寺、建仁寺、安養寺、南禅寺、大雲院、妙心寺、天竜寺、醍醐三宝院、知恩院、蛸薬師空也堂など六七ヵ寺が加わっていた。一方、花街の纏め役は祇園一力の杉浦治郎右衛門が務めることになった。

寄付の方は府を挙げての努力で順調に集まり、最終的には十数万両に達した。しかし政府許可をとる交渉に時間がかかり、明治五年になるまで計画は具体的に実を結ばなかった。そして、ついに明治五年、開校が許可された。

当初の計画通り、明石らは最新の西洋医学や医療を導入するために、外国人医師を雇い入れることとなった。まさに、維新後という激動の時代に、その立役者として活躍した人物こそ、謙虚な性格ゆえか、日本の滞在が三年半と短かかったためかあまり知られていないが、京都療病院の初代お雇い外

13　宇田川榕菴（うだがわ ようあん　一七九八―一八四六年）
江戸後期の蘭学者。日本で初めて植物学や化学の本を著し、広くそれらを知らしめた。

column

## コラム01 薩州屋舗《さつまやしき》跡地の現在

ここで、彼らが到着した頃の、この薩州屋舗の近辺（図2）を、もう一度見ていただきたい。これは当時の京都の地図で、上左側（西北）のほうから流れてきているのが鴨川、右上から来ているのが高野川。このデルタ地帯が下鴨である。右下の青線で囲んだのは現在、京都府立医科大学のあるところ。地図の真ん中、太い赤線で囲んだのが薩州屋舗で、その下の細線の大枠が御所である。薩州屋舗へ行くのには、今出川通りのバス停「同志社大学前」で降りて、すぐ西側にある御所の北出口（↑）へ行き、この出口の向かい側の真っすぐ北に行く道をたどるのが最短距離である。この道の両側は現在同志社大学で、左側は同志社大学の神学部と本部だが、これが薩州屋舗の跡である。さらに北へ行って相国寺の門をくぐると、この旧薩州屋舗の裏手（北）に当たる所に養源院がある。今でも養源院は昔のままで周囲の雰囲気も幕末そのままである。ここへ来て、左側を見ると養源院。その少し奥には相国寺本山墓地がある。私が学生のときにここを探訪に行った時にはまだいくつか薩摩藩士の墓があったけれども、今は全部なくなり、それらが集められて無縁塚のような形で大きな墓標が数個立っているだけになっている。そこから東（地図では右）へ行ったところで境内から外れた住宅地に（当時はこのあたりも相国寺の境内で竹薮だった場所）、林光院の境外墓地（小さい赤枠）があり、そこに纏めて、戊辰の役の薩摩兵と蛤御門の変で戦死した薩摩・長州の兵士の墓標が混在して残っている。ここに葬られている戊辰の役の薩摩の死者は六二名と記録されている。

国人医師フェルディナンド・アーデルベルト・ヨンケル・フォン・ランゲック（Ferdinand Adalbert Junker von Langegg　通称はヨンケル・フォン・ランゲック）、その人だった。

## 3 ヨンケル・フォン・ランゲックという人物

ヨンケル・フォン・ランゲックという人物はとにかく謎めいている。断片的な記録しか得られないので、彼についての多くを知ることは困難であるが、オーストリア国立公文書保管所に保存されている資料によれば、彼は一八二八年七月七日にオーストリア帝国のヴィーンで生まれた。幼少、あるいは少年時代をどのように過ごしたのかはまったくわからないが、学歴についてはヴィーン大学文書資料館の資料より、ヴィーンのアカデミッヒ中等学校に通い、その後ヴィーン大学で五年間学び、哲学、ついで法学の学位を取った後医学部に入り、五年後の一八五三年に医学部を卒業していることがわかっている。

一八五三年というのは、トルコとロシアがクリミアの領有権をめぐって争ったクリミア戦争が始まった年である。イギリスの参戦は一年後（一八五四年）で、ナイチンゲール[14]が従軍看護婦を率いてトルコのスクタリの軍病院に行ったのも、この年であった。この戦争では、エーテル麻酔が使用できるようになり、今まで手術できなかった重篤な外傷が治療の対象になった。ただ、手術傷の消毒や手術用具・手術者の無菌化など、その概念すらまだない時代である。大手術が容易になればなるだけ、術後感染症が増加し、敗血症で死亡する者が激増した。一八七〇年以降になり、微生物による感染症の重要性が気づかれ、石炭酸消毒が実施されるまで、血と膿と腐敗臭にまみれた野戦病院における大手術後の予後は、絶対不良と言えるものであった。

このような時代に、ヨンケルは医学部を卒業し、卒後二年間ヴィーンでさらに研修を続け、内科、外科、産科、眼科の専門医の資格をとった。その後しばらく、ヴィーン市内の病院で医学修錬をしていたが、それが終わると北イタリアのトリエステの民間病院に移った。当時、ここはオーストリア帝国の領土となっていたが、ヴェネツィア湾に面する美しいアドリア海の町であり、ビザンチン文化圏のただ中にあった。彼はロマンティストだったと思われるので、古いイタリアの文化の魅力に満ちたヴェネツィアやフェラーラやパドヴァなどに近い、この地域に暮らすことをとても喜んでいたに違いない。

しかし、一八五九年には、イタリアはトリエステやヴェネツィアなどを奪回するためフランスと同盟を組んでオーストリアに宣戦を布告し、イタリア統一戦争を開始した。このとき、ヨンケルも祖国オーストリアを防衛するため志願し、一八五九年六月一日付の派遣辞令をもらい、北イタリアのソルフェリーノに近いトレヴィゾの陸軍病院に軍医中尉として着任している。ここはロンバルディア平野の北端で、ミラノからソルフェリーノの野を経てトリエステにいたる街道の要衝にあった。

誰も予想できなかった時と場所で、オーストリア軍とイタリア・フランス連合軍が遭遇し、有名なソルフェリーノの戦い[15]が突如として六月二四日に勃発した。両軍とも、合戦場はもっと先にあると思いながら進軍していたのに、夜が明けると、敵軍がすぐ目の前にいたのだ。戦略をたてる間もなく、

14　フローレンス・ナイチンゲール（Florence Nightingale　一八二〇―一九一〇年）
イギリスの看護婦、社会起業家、統計学者、看護教育学者、「近代医療統計および看護統計学の始祖ならびに近代看護教育の母」。クリミア戦争時に傷病者への献身的な救護にあたり、「クリミアの天使」と呼ばれた。

15　ソルフェリーノの戦い
第二次イタリア独立戦争中の一八五九年六月二四日、イタリア北部のロンバルディア地方のソルフェリーノで行われた戦争。ナポレオン三世率いるフランス帝国軍とビクトーリア・エマヌエーレ二世率いるサルデーニャ王国軍の連合軍と、フランツ・ヨーゼフ一世率いるオーストリア軍が激しく戦った。

オーストリア側が一七万人、フランス・イタリア連合軍が一五万人の兵士というように、膨大な数の軍勢がソルフェリーノで激突したのである。歴史に残る大激戦・大乱戦になった。この戦闘はかつて使われたことのない高度な性能をもつ兵器の撃ち合いになったことでも有名である。両軍とも五〇〇門に近い大砲を揃えていたが、特にフランス軍は、最新式の軸の中にねじを切った命中率も殺傷効果も高いライフル・カノンという大砲を投入していた。弾丸は着弾とともに強烈な爆薬で炸裂するようになっていた。最後に猛烈な風雨の嵐になり、火薬が使えなくなった後の肉弾戦もすさまじく、莫大な数の兵士が重傷を受けたり死んだりする結果となった。

このとき、敗走したオーストリア軍の側だけでも二万五〇〇〇人ほどの重症者が出て、そのうちの五〇〇〇人ぐらいは死んだとされている。数万人とか数千人というような、莫大な数の人間がこのソルフェリーノで重傷を負い死んでいったのだ。この戦闘は午前六時頃に始まり一五時間続いたとされている。いまだかつてなかった砲撃戦・殺戮戦になったのである。

ヨンケルは、オーストリア側の軍医としてこのソルフェリーノの戦いに参加していた。この惨状を目撃、体験した彼はまもなくそこからヴィーンへ逃げて帰ってきて、一八六〇年六月九日に司令部あてに「最近ひどく健康を害していますので、より有利な民間への再就職を希望します」というような退役願いを出している。この辺の事情は、眼科医でもあり医学歴史家でもある奥沢康正が現地へ行って何遍もオーストリアやプロシアの記録を調べ、この軍務がヨンケルにとって、劇的な心境の変化を来たした時期であったことを明らかにした。彼の心境が一変した理由は、悲惨なソルフェリーノの殺戮戦に軍医として巻き込まれたという事実を考えれば、よく理解できる。

その後、彼は国籍を捨てて、つまり、もうオーストリア人であることをやめて、イギリス人になっている。よほどこの戦争がこたえたのだろう。

そして、産婦人科医としてイギリス外科学会ロイヤル・ソサエティの会員になり、Samaritan Free Hospital for Women and Children（女性と子どものためのサマリタン慈善病院、以後サマリタン病院[16]）に勤務した彼は、この間にヨンケルの吸入麻酔器（Junker's Inhalor）を発明したのである。一八六七

16　サマリタン病院
ロンドンのメリルボーン・ロードにある病院。一八四七年にウイリアム・ジョーンズ博士によって婦人科研究所として設立され、翌年、研究所の移転に伴い、女性と子どものための無料病院の施設となった。一八八九年に現在地に移転、建設された。

年、ヨンケルの名を医学界に知らしめた記事が *The Medical Times and Gazette*[17]（図18）に掲載された。

そしてまさにこの一八六七年の後半から一八六八年にかけての時期、同じくサマリタン病院で働いていたスペンサー・ウェルズの手術には毎回ヨンケルが研究的な態度で麻酔をかけ、克明な記録を取りながら、吸入麻酔器の改良研究に取り組んでいたのだ。ヨンケルは、その新発明の麻酔器の構造と使用法を、速報的に *The Medical Times and Gazette*（一八六七年一一月発行）に報告し、また、翌年には続編として、この吸入麻酔器を用いた一年分の手術実施データと各症例についてのコメントを、同じく *The Medical Times and Gazette*（一八六八年二月発行）に発表している。

彼は、非常に繊細な神経の持ち主であったように思われる。ソルフェリーノの戦いを経験した後、産婦人科で手術や分娩の際に麻酔をかけたり研究したりはしたが、戦陣外科的な手術や壊疽や複雑骨折などで必要になる四肢の切断など大がかりで観血的な手術は、それが必要と思われる時でも、退役後は一貫して避けていたようである。不思議なことであるが、この後の約一〇年の間も、さらに日本に来てからの滞在三年半の間も、ウイリスがやったような大手術をして弟子たちを瞠目させた記録がまったく残っていないのである。ヨンケルは当時の麻酔学の世界的権威者であり、外科・産科手術はもちろん戦陣外科でも現場の経験豊富な人であったから、このようなデモンストレーションをして周囲の日本人医師を仰天させ、名声を博そうと思えば、ウイリス以上に容易にできる腕を持っていたはずなのだが、ソルフェリーノの戦いが、彼の優しい感性の中に癒しがたい精神的トラウマを残した結果ではないかと想像するほかはない。

ヨンケルはこのイタリア統一戦争が終わって退役した後、一〇年余りロンドンの先述のサマリタン病院でイギリス人医師として勤務していたが、突如、一八七〇年一〇月にはプロシア軍医の資格をとり、ついこの間までは敵軍であったプロシアの側に所属するようになった。ただ、この前後の詳しい経緯は、先述の奥沢の探索にもかかわらず、残念ながら資料が一九四五年のベルリン空襲によって焼失し、ドイツ側にはまったく残っていないとのことである。確かなことは、一八七〇年以後になると、プロシア軍医の資格を得てライプツィヒ大学[18]に所属するようになっていて、一時ザールブリュッケンの軍病院（国際赤十字病院）に派遣されていたということだけである。

17 *The Medical Times and Gazette*（メディカル・タイムズ・アンド・ガゼット）
一九世紀のイギリスの主要な医学雑誌の一つ。一八五二年に創刊され、一八八五年に廃刊となった。

私たち日本人の「国籍へのこだわり」からみると、これは驚くべきコスモポリタンな変身ぶりだ。つい最近まで、プロシアは母国オーストリアと戦った敵国だったのだ。この国籍変貌の実態はどうだったのか、一次資料が残されていないので、直接的にはわからない。たとえ間接的であっても、できるだけ多くのデータを集めて、そこから最も合理的な推理をしてみるという探偵小説ばりのプロセスを踏んで考える以外はない。このアプローチで眺めなおしてみると、ヨンケルが日本への西洋医学導入の潮流の、思いもかけない世界的な絆の中心点にいたらしいということがわかってきた。それは第II部以降に譲るとして、ここでは、ヨンケルがどのようにして日本と出会うことになったのか、その事由について述べよう。

18　ライプツィヒ大学
創立一四〇九年のドイツのザクセン州ライプツィヒにある、ドイツで二番目に古い名門大学。ここで学んだ著名人としては、ゲーテ、ニーチェ、音楽家のシューマンなどがいる。もっとも名高い学部は医学部だとされており、三浦守治や森鴎外もここでドイツ医学を学んだ。ノーベル物理学賞受賞者の朝永振一郎も留学している。

コラム02 *column*

## 万国赤十字の誕生

ソルフェリーノの戦いに、アンリ・デュナンというスイス人が、民間人として参加していて救援活動をした。その目撃体験から、近代戦というものがいかに悲惨であるかということを詳しく書き、『ソルフェリーノの思い出』というルポルタージュとして出版した。これが一大センセーションを巻き起こし、万国赤十字がつくられるきっかけになったのだ。この「思い出」の中には、軍医や看護婦がどのような極限的状況に曝されたか、具体的に書かれている。

この惨状を目撃、体験したのは、その時にオーストリア軍を指揮していたオーストリア皇帝フランツ・ヨーゼフ一世も同じであった。彼は心底、恐怖を感じたし、フランス軍を指揮していたナポレオン三世もこの結果の悲惨さに仰天して、直ちに講和の話合いを始めた。

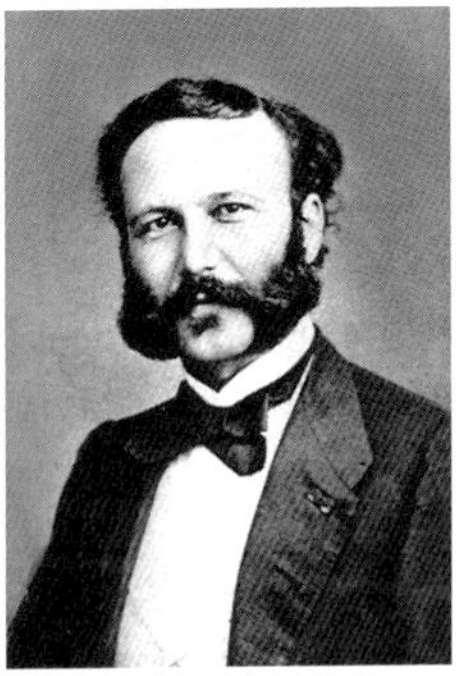

アンリ・デュナン

そこへちょうどタイミングよく、アンリ・デュナンが、お互いに傷病者を攻撃するようなことはやめようではないかという提案をしてジュネーブ条約が成立し、一八六三年に一七ヵ国が批准した結果、万国赤十字というものができた。

## 4 ヨンケル、日本政府に雇われる

江戸時代の末期まで、日本人が西洋医学の教育を受け得る場は辛うじて長崎に限られていた。そのような状況下で、慶応三年（一八六七年）五月、長崎の精得館[19]（それまでは長崎医学伝習所とか養成所と呼ばれていた）で名声のあったオランダ人医師ボードイン[20]が、いったん三年の任期が満了した時、新たに幕府との間で七ヵ条の契約が結ばれた。彼を長として翌一八六八年、江戸に新たな海軍病院と西洋医学校を開設することが決まったのだ。その上でボードインは、かねて幕府から依頼されていた通り、緒方洪庵の嗣子、惟準《これよし》と松本良順の長男、銈太郎を伴って一旦欧州へ帰り、二人をオランダのユトレヒト軍医学校へ入学させたのち、独りになってから、この計画の実施準備のため欧州を旅行した。その旅行の大きな目的は、この軍医学校及び付属病院開設の準備として、二〇〇床のベッドなど大量の機材や器具、薬品、書籍などを買い付けることであった（これらの資材は、戦乱のため荷上地をあちこちと変更した後、明治二年五月には最終的に東京に到着し開設間際の新政府東京大病院と大学東校で使用された。当然、これらの資材を使う病院はボードインの支配下におかれるはずだったが、それは無視され、薩摩の推す英医ウイリスが、このときすでに院長として任命されていた)。

また、このボードインの旅行の第二の重要な目的はロンドンのサマリタン病院へ行き、そこで最新式の麻酔法や開腹手術や消毒法などを直接現場で学ぶことであった。ボードインがロンドンにいたのは一八六七年の中ごろから一八六八年の初めごろまでの間の約二ヵ月間とされているが、何日から何日までという詳しい日付まではわからない。もともと眼科医で生理学を得意としていた彼は、幕府から約束された日本の西洋医学と医療を統括する江戸の大病院・医学校の長となる前に、医学・医療のレパートリーを広げる必要を感じたのであろう。サマリタン病院では、当時ヨーロッパ随一の外科医と謳われたスペンサー・ウェルズから開腹手術法および、このような大手術に必要なクロロフォルム

19　精得館（せいとくかん）
江戸幕府が長崎に設立した西洋医学校。一八六一年、オランダ人医師ポンペによって設立された長崎養生所から一八六五年に改称された。明治維新後は長崎府医学校に改称、のちの長崎大学医学部の源流となる。

20　A・F・ボードイン（Anthonius Franciscus Bauduin　一八二〇―一八八五年）
オランダの陸軍医。ヘルムホルツ検眼鏡を持参し、眼科用暗室、手術室を開設して多くの白内障手術を行った。のちに大坂医学校病院と大学東校（東京大学医学部）で教鞭を執り、その講義録『日講記聞』が出版された。

麻酔法やリスターの石炭酸消毒法を学んだ。

注目すべきは、ちょうどヨンケルが吸入麻酔器を用いた一年分の手術実施データと各症例についてのコメントを *The Medical Times and Gazette*（一八六八年二月発行）に発表していた時期と、ボードインのサマリタン病院訪問時がぴったり重なっていることだ。間違いなく、これら一八六八年にまとめて報告されたヨンケルの症例のいくつかは、ボードインの現場見学や研修の際に、麻酔や石炭酸消毒法や開腹手術法などの教材としての役目を果たしていたと推察される。

ヨンケルにとっては、イギリスにおけるボードインとの出会いは、とても大きな意味をもっていた。彼らは同一のドイツ語文化圏の人間であった。研修の合間の彼らのお喋りに、お雇い外国人医師としてすでに三年以上も精得館館長の資格で長崎に滞在していたボードインの語る日本での生活経験が、もともと民族学的な興味を強くもっていたヨンケルの好奇心に火をつけたに違いない。

ボードインは日本政府上層部の動きをかなりよく知っていた。彼の弟はオランダ領事として長く長崎に駐在している日本通であったし、彼自身も江戸の医学校設立依頼を受けたことで、西洋医学の教員予定者を集めるため、どのような資格が望まれているか、日本政府の情報を豊富にもっていた。親しくなったヨンケルに対して、日本政府から医学指導者として招かれるには、今後は、プロシア（ドイツ）人軍医であることが有利であるという最新情報もひそかに教えたであろう。ヨンケルは、もともと国籍には拘りのない人である。

時はまさに普仏戦争が始まろうとしていた時期であり、プロシアは軍医を求めていた。一八七〇年一〇月、このような時期だから、手を挙げたヨンケルは簡単にプロシア軍医に採用され、希望によってライプツィヒ大学に所属し、ザールブリュッケンの国際赤十字病院に一時的に派遣された。まもなく、一八七二年には普仏戦争が終わった。そして、幸運が彼に訪れたのだ。

彼は、一八七二年の *The Medical Times and Gazette* の六月二九日号に Editorial という形で出た記事（The Medicine of the Future in Japan）の中に詳しい求人情報が含まれているのを発見した。そこには、ライプツィヒ大学教授会が高給で日本に派遣するプロシア人医学指導者を求めていることが報じられていた。

ボードインの情報は正しかった。掲げられていた条件は予測通りであった。「ドイツ語で医学を教授できること、英語もできればさらに良い、やがては日本語で授業できるのが望ましい、背は低い方がよい、普仏戦争に軍医として参加していた経験があれば特によい、子ども好きで明るい性格の人がよい、ガリ勉タイプの人はよろしくない、等々」。幸運にも、彼はこのすべての条件を満たす〝プロシア

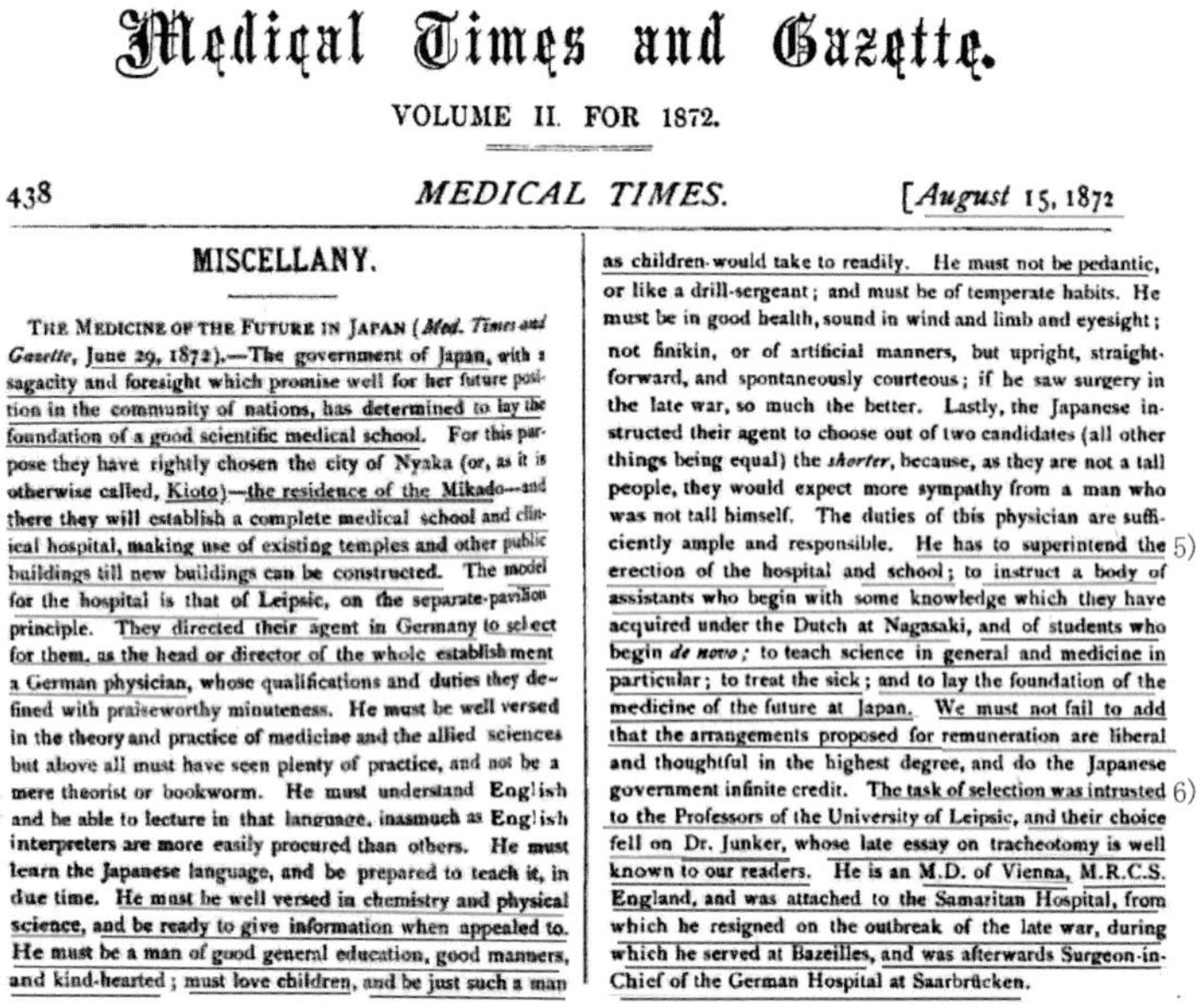

# Medical Times and Gazette.

VOLUME II. FOR 1872.

438 *MEDICAL TIMES.* [*August* 15, 1872

## MISCELLANY.

THE MEDICINE OF THE FUTURE IN JAPAN (*Med. Times and Gazette*, June 29, 1872).—1) The government of Japan, with a sagacity and foresight which promise well for her future position in the community of nations, has determined to lay the foundation of a good scientific medical school. For this purpose they have rightly chosen the city of Nyaka (or, as it is otherwise called, 2) Kioto)—the residence of the Mikado—and there they will establish a complete medical school and clinical hospital, making use of existing temples and other public buildings till new buildings can be constructed. The model for the hospital is that of Leipsic, on the separate-pavilion principle. 3) They directed their agent in Germany to select for them, as the head or director of the whole establishment a German physician, whose qualifications and duties they defined with praiseworthy minuteness. He must be well versed in the theory and practice of medicine and the allied sciences but above all must have seen plenty of practice, and not be a mere theorist or bookworm. He must understand English and be able to lecture in that language, inasmuch as English interpreters are more easily procured than others. He must learn the Japanese language, and be prepared to teach it, in due time. 4) He must be well versed in chemistry and physical science, and be ready to give information when appealed to. He must be a man of good general education, good manners, and kind-hearted; must love children, and be just such a man as children would take to readily. He must not be pedantic, or like a drill-sergeant; and must be of temperate habits. He must be in good health, sound in wind and limb and eyesight; not finikin, or of artificial manners, but upright, straightforward, and spontaneously courteous; if he saw surgery in the late war, so much the better. Lastly, the Japanese instructed their agent to choose out of two candidates (all other things being equal) the *shorter*, because, as they are not a tall people, they would expect more sympathy from a man who was not tall himself. The duties of this physician are sufficiently ample and responsible. 5) He has to superintend the erection of the hospital and school; to instruct a body of assistants who begin with some knowledge which they have acquired under the Dutch at Nagasaki, and of students who begin *de novo*; to teach science in general and medicine in particular; to treat the sick; and to lay the foundation of the medicine of the future at Japan. We must not fail to add that the arrangements proposed for remuneration are liberal and thoughtful in the highest degree, and do the Japanese government infinite credit. 6) The task of selection was intrusted to the Professors of the University of Leipsic, and their choice fell on Dr. Junker, whose late essay on tracheotomy is well known to our readers. He is an M.D. of Vienna, M.R.C.S. England, and was attached to the Samaritan Hospital, from which he resigned on the outbreak of the late war, during which he served at Bazeilles, and was afterwards Surgeon-in-Chief of the German Hospital at Saarbrücken.

図4●ヨンケルが維新後の京都へ新しい医学校と病院の開設予定者として招かれたというニュースを報じるロンドンの1872年8月15日付医学界雑誌（下線と番号は著者による加筆）

軍医〟として、ほとんど即決（同年八月採用決定）で日本に派遣される医師としての選に入り、年来の夢がかなったのである。

ヨンケルが一八七二年、一時的に籍を置いていたライプツィヒ大学から、高給で日本へ派遣されるドイツ人医師として選ばれたというニュースはロンドンの*The Medical Times and Gazette*に報じられている。当時、一時的にせよ、彼が所属していたライプツィヒ大学は医学に関してヨーロッパ随一の大学であった。内科には世界最高と言われ、その令名が今も伝わるヴンダーリヒ[21]教授がいた。アメリカでも一部で医系の大学は創られ始めていたが、それら諸大学はハーバード大学も含めて、創設後日が浅く、いまだ僻地の新設大学と看做されていた時代である。彼は、その世界一流のライプツィヒ大学教授会のテストを通過した上で、その推薦を得て日本に来た最初の医学者だったのである。

図4が、そのニュースのコピーである。明治期の日本にとって、とても重要なことを報じているので、順を追って見ていこう。

まず、1)のアンダーラインの部分だが、「六月二九日に速報されたように、日本政府は賢明かつ先見性をもって、日本国民のために、科学的にも完璧な新しい病院と医学校を設立したいと考えてきた」とある。2)「その予定地としてはミカドの居住地である京都が選ばれた。新しい施設が建てられるま

21　カール・ラインホルト・アウグスト・ヴンダーリヒ（Carl Reinhold August Wunderlich　一八一五—一八七七年）
ドイツの医師、先駆的な精神科医、医学教授。一八五〇年、ライプツィヒ大学病院の教授兼医長に就任し、患者の診断と経験的観察の方法論を取り入れ、病院に体温表を導入し、発熱は病気ではなく症状であると考えた。人体の正常体温を確立したことで有名。

では、とりあえずは既存の寺院ないし公共の建物が利用される。新築のお手本とされるのはライプツィヒ大学病院である」、3)「日本政府はドイツにおける代理人に、このプロジェクトのドイツ人リーダー、つまり設立予定者を選ぶための詳しい条件を事細かに提示していた」。いわく、4)「彼は医学の理論と実際に詳しくなければならない。紙の上だけの学者であってはならない、医学の実地の経験が豊富である必要がある。英語が堪能で、それで講義ができなければならない、というのは英語の通訳が他の言語に比して得やすいからである。彼は、いつかは日本語で教育できるように、日本語を学ばなければならない。彼は、化学や物理学に堪能である必要がある、尋ねられれば、その場で詳しく答える必要があるのだ。彼はまた、一般教養教育をマスターしていて、行儀がよく、子ども好きで、また子どもがなつくような優しい人でなければならない。衒学者はよくない」、5)「彼は病院と医学校の設立を監督しなければならない。また、長崎でオランダ人の元で勉強していた人たちのグループを引き続き教育したり、新規に勉強を始める人たちに科学一般や、特に医学について教育しなければならない。また、病人を治療することや、日本の将来の医学の基礎を築くことも求められる。ただし、これに関して日本政府は十分な報酬を支払う心積りをしているということも付け加えておこう」、6)「この選考は、ライプツィヒ大学の教授会に委ねられた。そして、選ばれたのが、本誌読者は、最近の彼の「気管内送管麻酔」の論文でご存知のヨンケル博士だったのである。彼はヴィーンの医学士で英国外科医師会会員であり、サマリタン病院に所属していたが、先般の戦争に際して辞職し、バゼイユやザールブリュッケンのドイツ軍病院に軍医大尉として勤務していた」というのが、その内容であった。

ヨンケルは、今や来日に向けての準備をしなければならないことになった。彼は、新しい施設の建設と運営をゼロから考えなければならなかったが、卒後一九年間の経験から、ライプツィヒ大学教授会の要求しているような条件のほとんどは格別のことをしなくとも満たされていた。彼は確かに経験豊富な医師であった。

一八七二年、ヨンケルは来日を果たした。日本側の仲介は、レーマン・ハルトマン商会のカルル・レーマン（Carl Wilhelm Heinrich Lehmann）であった。同年九月二七日には大坂へ、一〇月九日には京都へ到着した。日本の風俗史の基礎を築いた学者、江馬務の曾祖父であり、当時種痘医であった江馬権之介が残した『壬申日記』には、「昨日療病院教師プロシア出生英籍ノ人内科外科治療医学第一等dr. junker von langegg 木屋町二條下十九番路次行當リへ到着ニ相成リ候」と書かれており、これによれば、ヨンケルは木屋町二条下る旅宿（官舎）に落ち着き、不完全な設備のまま一〇月一七日から

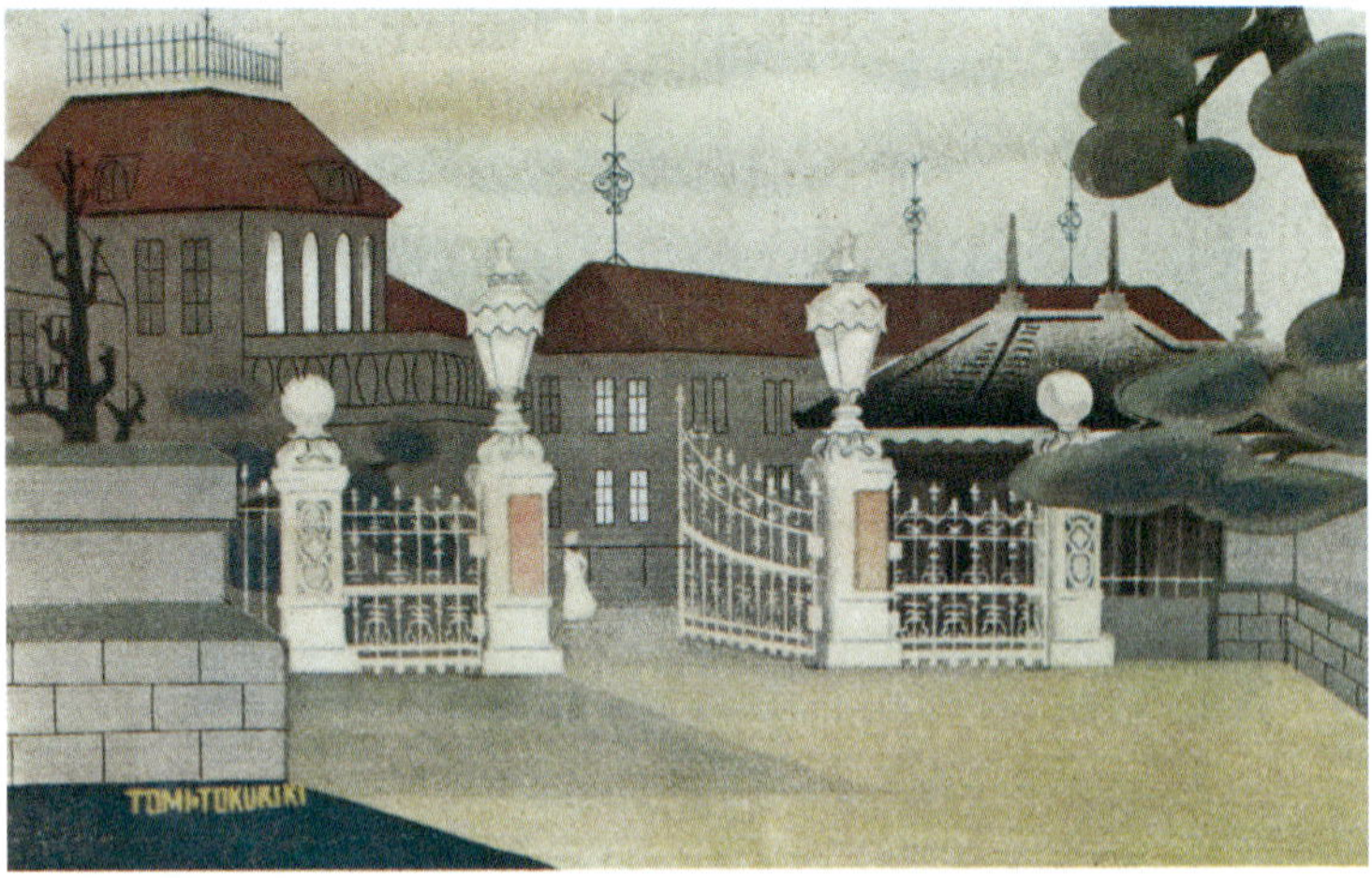


**図5**●京都療病院医学校の版画（徳力富吉郎 版画、京都府立医科大学所蔵）

旅宿あるいは近くの適当な場所で診療を開始したということだ。これを木屋町療病院（假療病院、開院期間は三九日間）といったようである。またこの日記には、ここで医学生を養成したことや、ハワイ國の総領事ヴァンリート（Eugene M.van Reed）が京都見物を終えて東京へ向かう途中、三重県庄野で急病になったという電報がヨンケルに届き、往診したことも記載されていて、日記とはいえ大変貴重な記録となっている。

そして同年一二月一日から、ヨンケルは新たに粟田口（青蓮院[22]）に設けられた仮療病院の外国人医師として、また医学教師として着任した。

到着直後から、ヨンケルは、図15（2章参照）の矢印の「療病院建築所」に建つべき新しい療病院医学校の設計を任されていた。ライプツィヒ大学から示された条件の中（図4の下線）にも、新しい医学校と付属病院の設計はライプツィヒ大学を模範とするという条項が入っていた。

図5の版画の建物は彼が設計した京都療病院医学校そのものだが、奥沢によると、ケルン大学のイェッター（Dieter Jetter）教授とともに設計図を調べて検討したところ、この建築は予め契約に盛り込まれていた計画と一致していて、一八七八年に完成したライプツィヒ大学の臨床棟の設計をモデルとしていることが確認された。

ちなみに、この新しい療病院（廣小路）の建築ができあがったのは明治一三年なので、設計が始まってから足掛け九年もかかって建築が行われたということになる。竣工式に立ち会ったのは設計を任されたヨンケルではなく、三人目のお雇い外国人医師としてライプツィヒ大学から後任として招かれていたショイベ[23]だったが、彼は二人目のお雇い外国人医師として東京大学に赴任したベルツ[24]も属してい

22　青蓮院（しょうれんいん）
京都市東山区粟田口にある天台宗寺院。梶井（現・三千院）、妙法院とともに天台宗の三門跡寺院の一つ。開山は伝教大使最澄。日本三不動の一つ「青不動」の寺としても有名である。

たヴンダーリヒ教授の内科学教室出身で、ベルツの四年後輩だった。

23　ハインリッヒ・ボート・ショイベ（Heinrich Botho Scheube　一八五三―一九二三年）
ドイツの医師。ベルツの勧めで一八七七年に京都療病院に教師として赴任。滞日四年半の間に内科、眼科、婦人科等の講義を持ちながら、脚気や寄生虫研究にも従事。滞日中の母親との往復書簡は一〇〇通を越えており、二〇一一年に『京都療病院お雇い医師ショイベ―滞日書簡から―』が思文閣から出版され、滞日の様子が窺える貴重な資料となっている。

24　エルヴィン・フォン・ベルツ（Erwin von Bälz　一八四九―一九一三年）
ドイツの医師。一八七六年にお雇い外国人として来日、二七年間にわたり東京医学校（現在の東京大学医学部）で、病理学、生理学、薬物学、内科学、産婦人科学、精神医学等を教授した。退官後は宮内省侍医。滞日は二九年間に及び、明治期の日本における医学発展に大いに寄与した一人。

コラム03 column

## ボードインのその後

ヨンケルにチャンスを与えたボードインは、その後どうだったのであろうか。ボードインは意欲的にサマリタン病院での研修に臨んだのだが、当時としては驚異的な開腹手術が数多く行われていたといえども、産婦人科系の腹腔手術が中心であり、その内でもターゲットは劇的な成果の挙がる巨大嚢腫の摘出手術などに重点が置かれていた。残念ながら、日本への帰国後に必要になるはずの太腿切断手術など、戦陣外科的な症例はここでは見学も経験もできなかった。

もし、そのような戦陣外科的な症例が研修対象として選ばれ、その有効な治療法がマスターできていたら、丸一年後に三条木屋町で刺客に襲われた大村益次郎の治療（第Ⅱ部第5章）において史実とは全く違う驚異的な結果が得られていただろう。つまり大村益次郎が救命されていたとしたら、ボードインの将来も劇的に開けるチャンスがあった。しかし現実には、彼は、ここで学んだ知識を大村益次郎の命と彼自身の命運が共に懸かっていた治療に全く役立てることができなかったのだ。

彼にとって、さらに残念だったことは、日本に帰る予定にしていた慶応四年には戊辰の役の動揺が日本全土に及んでなかなか収まらず、帰国を一時延期し、ロッテルダムに滞在しながら傍観せざるを得なかったことである。騒動がやっと収まった翌明治二年一月、再来日して新政府に幕府時代の契約を履行するよう迫った。ところが、彼の留守の間に、佐賀藩士相良知安と福井藩士岩佐純《あつし》が、長崎でポンペやボードインから学んだ蘭方医にもかかわらず、「医学校取調御用掛（＝内務省医学局長、相良は東京担当、岩佐は大坂担当と決まっていた）」の職についており、彼らが日本全体の医事行政の実権を握り、オランダ医学とイギリス医学を共に排除して、ドイツの軍政医学を日本の医学教育の主流に据えるという方針を堅持していた。ボードインが世話をみていた弟子の緒方惟準も明治元年五月にオランダ留学を半年程度で切り上げ帰国して、大坂仮病院兼医学校の長に任命されていた。しかしオランダ医学系と看做され、新政府の東京大病院や大学東校（東京大学医学部）運営への影響力をほとんど奪われており、力になってもらうことはできなかった。彼らにとって、強力な庇護者であった大村益次郎が（彼ら自身の治療の結果とはいえ）その間（明治二年一一月五日）に死亡してしまったことは何より大きなダメージであった。

ボードインは、オランダ政府の力も借り、維新政府と交渉を重ねたが、せいぜい仮雇いの一年の契約を得るのがやっとだった。その一年限りの契約が切れたとき（明治三年四月）、ボードインは横浜から、維新政府からの餞別三〇〇〇円を懐にして帰国せざるを得なかったのだ。

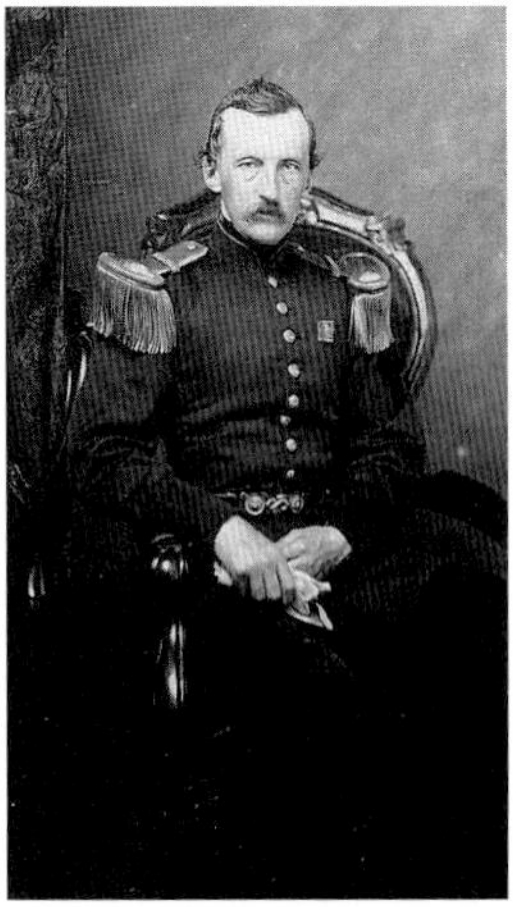

A. F. ボードイン

ヨンケルが京都に到着した時（明治五年）、新来日の彼にとって非常に残念なことながら、日本について豊富な経験をもち知己も多かったボードインは、アドバイスをもらおうとしても、もはや日本にはいなかった。

# 第2章 念願の西洋医学病院と医学校

## 1 療病院の開院と「京都療病院新聞」の発行

明治五年（一八七二年）一一月に、粟田口（青蓮院）に予定通り、療病院が開かれた。そして京都療病院新聞の第一号が出た。実に、これは日本最初の Medical Journal と言えるものだった。この新聞は第四号まで出て、それでもう出なくなっている。実質は号外のようなものだが、これが第一号である。

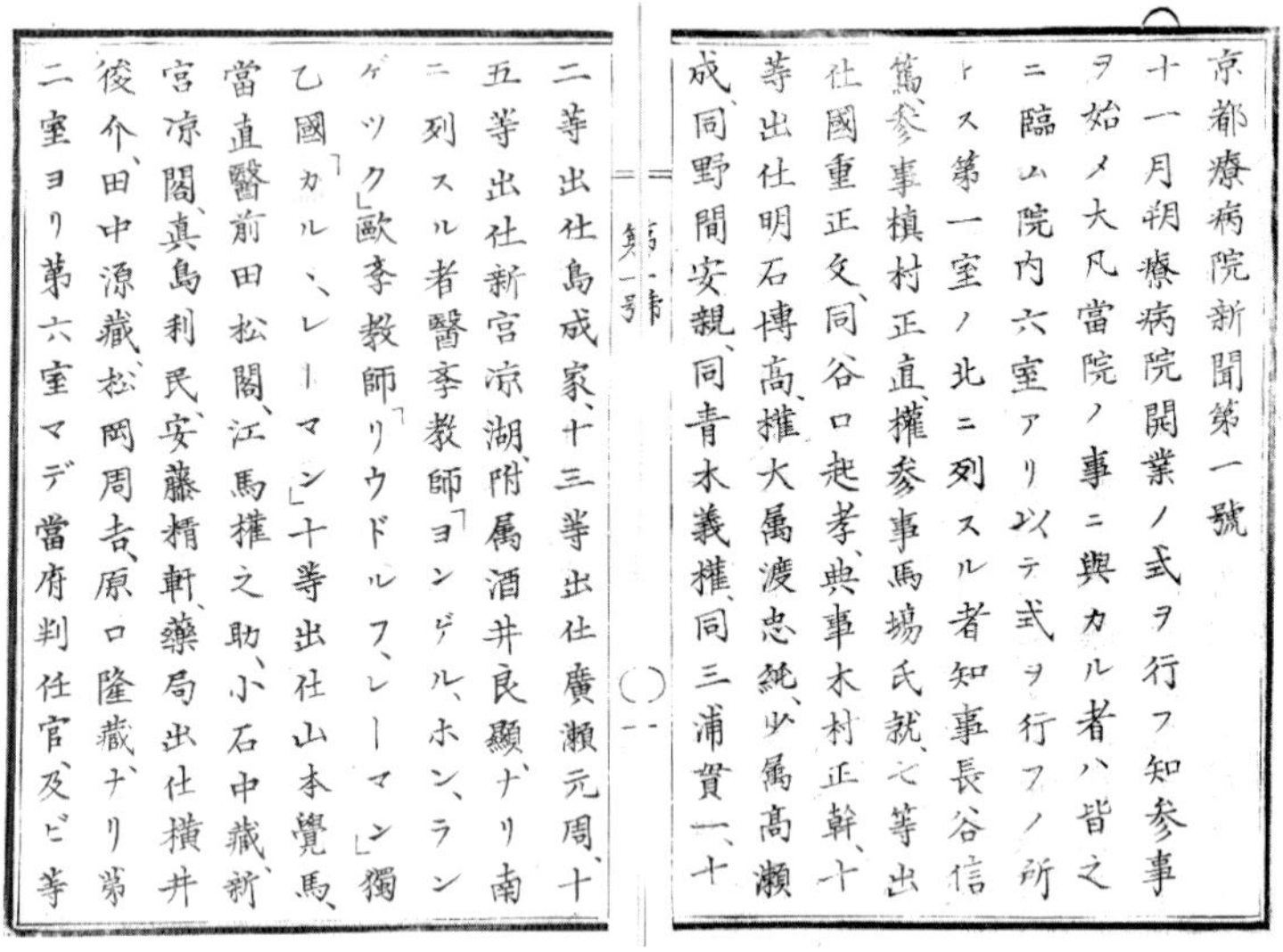

京都療病院新聞第一號
十一月朔療病院開業ノ式ヲ行フ知参事ヲ始メ大凡當院ノ事ニ與カル者ハ皆之ニ臨ム院内六室アリ以テ式ヲ行フノ所トス第一室ノ北ニ列スル者知事長谷信篤参事槇村正直、權参事馬場氏就、七等出仕國重正文、同谷口起孝、典事木村正幹、十等出仕明石博高、權大屬渡忠純、少屬高瀬成同野間安親、同青木義權、同三浦貫一、十二等出仕島成家、十三等出仕廣瀬元周、十五等出仕新宮凉湖、附屬酒井良顯ナリ南ニ列スル者醫学教師「ヨンゲル、ホン、ランゲツク」歐学教師「リウドルフ、レーマン」獨乙國「カル、レーマン」十等出仕山本覺馬、當直醫前田松閣、江馬權之助、小石中藏、新宮凉閣、真島利民、安藤精軒、藥局出仕横井俊介、田中源藏、松岡周吉、原口隆藏ナリ第二室ヨリ第六室マデ當府判任官及ビ等

**図6**●京都療病院新聞第一号第一頁

トップ記事は療病院の開院式であるが、九ページからは医学記事になる。北村音吉という一五歳の男子が材木の荷崩れで頭部を打撲し、外見は顔面の打撲痕と鼻出血だけだが運び込まれたときはすでに死徴が備わっていたというニュースが掲載され、「死亡したものには治療挽回の術はないが、いわゆる頓死・卒死なるものは医療にて挽回することあり、そのような場合は至急当院に来て治療を乞うべきである」というコメントが付されている。

第一頁（図6）は、オープニングの記事から始まる。「十一月一日に療病院開業の式を行う。知事・参事を始め、おおよそ当院のことにあずかる者は皆これに臨む」。「院内六室あり、もっ

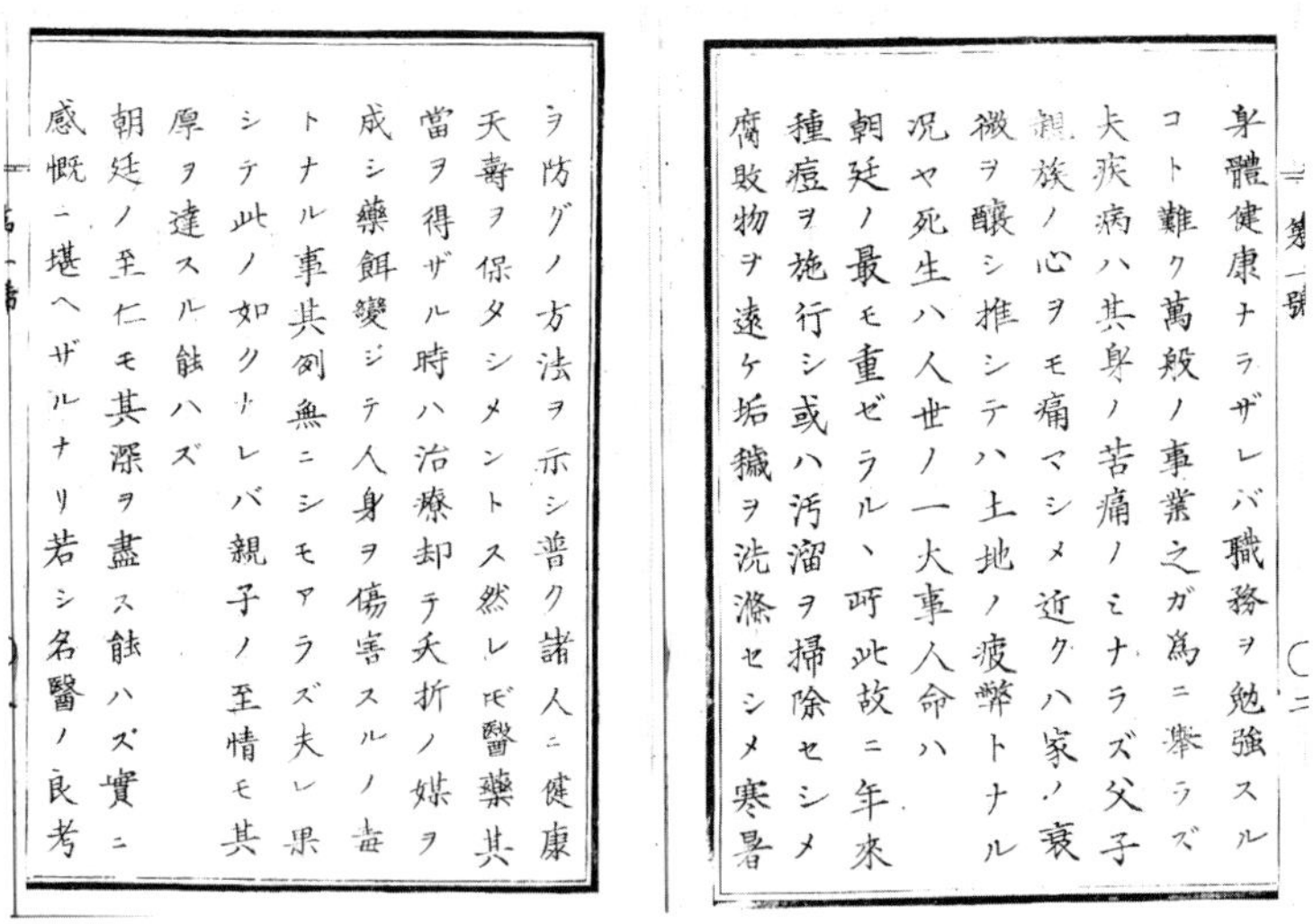
第一號　〇二

身體健康ナラザレバ職務ヲ勉強スルコト難ク萬般ノ事業之ガ爲ニ擧ラズ夫疾病ハ其身ノ苦痛ノミナラズ父子親族ノ心ヲモ痛マシメ近クハ家ノ衰微ヲ釀シ推シテハ土地ノ疲弊トナル况ヤ死生ハ人世ノ一大事人命ハ
朝廷ノ最モ重ゼラルヽ所此故ニ年來種痘ヲ施行シ或ハ汚溜ヲ掃除セシメ腐敗物ヲ遠ケ垢穢ヲ洗滌セシメ寒暑ヲ防グノ方法ヲ示シ普ク諸人ニ健康天壽ヲ保タシメントス然レ𪜈醫藥其當ヲ得ザル時ハ治療却テ夭折ノ媒ヲ成シ藥餌變ジテ人身ヲ傷害スルノ毒トナル事其例無ニシモアラズ夫レ果シテ此ノ如クナレバ親子ノ至情モ其厚ヲ達スル能ハズ
朝廷ノ至仁モ其深ヲ盡ス能ハズ實ニ感慨ニ堪ヘザルナリ若シ名醫ノ良考

図7●京都療病院新聞第一号　第二〜三頁

て式を行うところとす」。「第一室の北に列する者は、知事、長谷《ながたに》信篤。参事、槇村正直。権参事、馬場氏就。七等出仕国重正文……」続いて「十等出仕明石博高、権大属《ごんだいさかん》渡忠純、少属高瀬成」、それから権少属の青木義権という人が続くのだが、この人が少し後でヨンケルの演説の通訳をした、と書かれている。

また参事、槇村正直が朗読した知事、長谷信篤の療病院開院の趣意書は非常に含蓄のあるものだとわかる。（図7）「身体健康ならざれば、職務を勉強することも難く、万般の事業、これがために挙らず」。「それ、疾病はその身の苦痛のみならず、父子親族の心をも痛ましめ、近くは家の衰微を醸し、推しては土地の疲弊となる」。「いわんや、死生は人世の一大事。人命は朝廷の最も重んぜらるるところ」。それで

ヲ得バ曹ニ眼前ノ疾病ヲ療ズルノミ
ナラズ豫メ患害ヲ未萠ニ防ギ人々ヲ
シテ疾病ノ苦シミヲ知ラザラシムル
ノ術ナシトセンヤ茲ニ陰徳有志ノ輩
夙ニ
朝旨ヲ奉戴シ合議協力シテ其身平常
ノ費用ヲ省キ餘貲ヲ積テ各若干ノ金
ヲ出シ府下療病院ノ備ヲ成セリ奇特
ノ心情良善ノ事業實ニ賞歎スルニ堪

ヘタリ因茲今般獨逸國ノ名醫ヨンゲ
ル氏ヲ迎ヘテ療病院ノ醫師トシ假ニ
粟田ノ舊宮邸ヲ以テ療病院トシ當日
ヨリ開業續テ本院ヲ建築スベシ抑方
今海外諸國醫術日々開ケ藥法月々精
シク就中獨逸國其最タルハ皆人ノ知
ル所ナリ冀クハ凡ソ醫藥ヲ以テ業ト
スル者ハ來テ其教ヲ受ケ疾病アル者
ハ來テ其治療ヲ乞ヒ尚モ治療其當ヲ

得ザル事ナク藥餌ヲ誤ル身体ヲ傷損
スル事ナクンバ即チ能ク人民御保全ノ
朝旨ヲ奉戴スルノ一端ナラン其レ篤
ク此意ヲ體シ共ニ健康天壽ヲ保チ職
務勉強ノ力ヲ増長シ土地國家ノ繁榮
ヲ助クルノ心掛肝要タルベキ也
讀畢リ槇村参事明石博高復坐ス教師「ヨ
ンゲル」氏亦出テ西向シ當院ノ主意ヲ演
説ス青木少屬北向シテ之ヲ譯ス其書後号ニ出スベシ

図8●京都療病院新聞第一号第三〜四頁

「今迄も種痘を行い、汚溜を掃除せしめ、腐敗物を遠ざけ、垢穢を洗浄せしめ、寒暑を防ぐの方法を示して、普く諸人の健康天寿を保たしめむとしてきた」。これまで、そういう衛生的なことを徹底的にやってきた、と述べて、予防ということが大事だと強調しているのである。続けて言うには「もし、名医の良考（ここから図8に移る）を得れば、ただに眼前の疾病を療ずるのみならず、あらかじめ患害を未萌に」、ここで未萌と言っているが、つまり未然に「防いで、人々をして、疾病の苦しみを知らないようにさせる方法があるに違いない」ということで、「ここに陰徳有志の人たちが集まり、合議協力して、その身、平常の費用を節約し、その余剰金を積み立て、夫々若干の金を出して、療病院の備えを出した。そんな皆さんの浄財でとりあえず療病院ができ、そしてここに、世界に冠たるドイツから名医ヨンケル氏を迎え、本日から仮の療病院を開業し、引き続き本院を建築することとなった。昨今、海外では医術が日進月歩で進んでいるが、その内でも、最も進歩しているのはドイツ国であることは、皆さんもご存じの通りである。望むらくは、医薬を業とする者は、来たって、その教えを受け、病める者は来たって、その治療を乞い、いやしくも誤った治療で身体を損ねることのないようにするべきだ。このようにして、国民が健康・天寿を享受し、国家の繁栄という大目的を達成することができるようにという朝廷のご意志に悖《もと》らぬよう心がけることが大切である」と言って式辞としている。このあとにヨンケル自身が当院の事業主意を演説し、それを権少属の青木義権が通訳した。さらに続いて出席の諸人祝賀となっている。

式辞の紹介が終わると、記者が、新しい療病院の開業式の様子についてレポートする記事（図9、右の▼マークからの節）になる。この療病院が、どんなところにできたかというと、「粟田口の旧宮邸（門

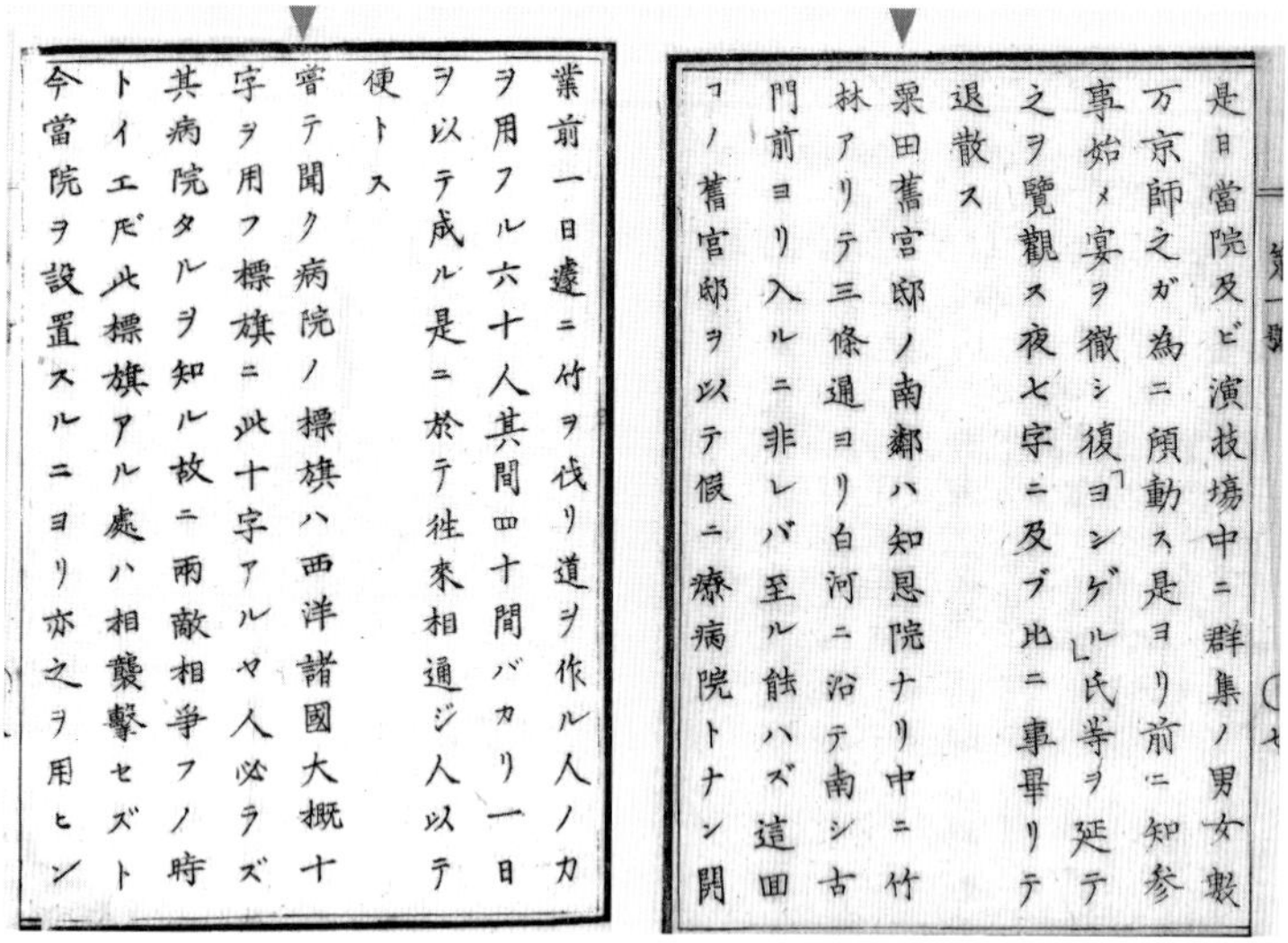

是日當院及ビ演技場中ニ群集ノ男女數
万京師之ガ為ニ頗動ス是ヨリ前ニ知参
事始メ宴ヲ徹シ復「ヨンゲル」氏等ヲ延テ
之ヲ覧觀ス夜七字ニ及ブ比ニ事畢リテ
退散ス
粟田舊宮邸ノ南鄰ハ知恩院ナリ中ニ竹
林アリテ三條通ヨリ白河ニ沿テ南シ古
門前ヨリ入ルニ非レバ至ル能ハズ這回
コノ舊宮邸ヲ以テ假ニ療病院トナシ開
業前一日遽ニ竹ヲ伐リ道ヲ作ル人ノ力
ヲ用フル六十人其間四十間バカリ一日
ヲ以テ成ル是ニ於テ往來相通ジ人以テ
便トス
嘗テ聞ク病院ノ標旗ハ西洋諸國大概十
字ヲ用フ標旗ニ此十字アルヤ人必ラズ
其病院タルヲ知ル故ニ兩敵相爭フノ時
トイエ𪜈此標旗アル處ハ相襲撃セズト
今當院ヲ設置スルニヨリ亦之ヲ用ヒン

**図9**●京都療病院新聞第一号　第七〜八頁

跡寺院、青蓮院）の中に開かれるが、南隣は知恩院である」。ただ、そのあたりの境内は一面の竹藪で、療病院に行くには、三条通りから白川に沿って迂回し古門前《ふるもんぜん》から入るほかはなかった。今や、この青蓮院を療病院として利用するには、大勢が通行できるよう、アクセスを便利にする必要がある。そこで、「皆の力を合わせて、知恩院内の竹藪を切り開き、療病院に通じる道を急いで造った」という記事が続く。当時は京都市内でも寺の境内や空き地などには竹藪が多かった。

実は、この明治五年に開かれた通路は、三条通りから白川東岸沿いの道を南に進み、最初の辻を東へ、神宮道に抜ける道として現在も使われている。かつては、療病院へ通う人たちで賑わった道

コラム04

*column*

## 京都療病院開院式の出席者

「京都療病院新聞」には、さらに出席者名がずっと書いてあり、「南に列する者。医学教師ヨンケル・フォン・ランゲック。欧学教師リウドルフ・レーマン（Henning Rudolph Ferdinand Lehmann）。ドイツ国カルル・レーマン。十等出仕、山本覚馬」と続く。このカルルはリウドルフの兄であり、大阪の川口という所でオスカー・ハルトマン（Karl-Hermann Oskar Hartmann）と一緒にレーマン・ハルトマン商会というのをやっていて、大砲とか鉄砲の輸入の総元締であった人である。実は、山本覚馬の妹であり、後に新島襄の妻になる八重*が持って歩いていたスペンサー銃というのは、彼らが輸入したものであった。山本覚馬がその日本の窓口で、そしてドイツ側の窓口は、このレーマン・ハルトマン商会であった。

続いて当直医が紹介される。前田松閣、江馬権之介、小石中蔵、新宮涼閣、安藤精軒。この安藤精軒という人は実は先代も有名な種痘医の家柄の人で、後で出てくる京都牧畜場の牧場長に任命されている医者である。なぜ医者が牧畜場の長に任命されているかというと、維新後、大量の天然痘用のワクチンを作るための牧場を明治政府が日本で初めて、種痘経験の豊富な京都に造ったからである。彼は、ワクチンを作るため、牧場の長に任命されていたのであった。この件は現在、農水省や京都府に問い合わせても、政府としては新冠（ニイカップ）牧場を造ったのが日本で一番早いという返事しかないけれども、緊急にワクチンを作るために、日本でまず最初に医薬製造用牧場として造られたのが、この牧畜場なのである。

ともかく、「第二室より第六室まで判任官および等外役員（及び何々部長やら何々区長やら）」がずっと列席して、さらに「当院建営のため、金穀器財をもって費用を助くる者、これに聚集（しゅうしゅう）す」、とある。「一室は、第一室の北にありて、書籍、器械を陳列する」。これらはヨンケルが、医学校開校のため一〇〇〇ドルの準備金を使ってレーマンに依頼してドイツや英国から輸入した器械や書籍で、明治初期には、島津源蔵（島津製作所を創業した人）も、明石博高や京都府吏員の原田千之助などの指導を受け、このような舶来品を参考に勉強し京都府のための理工学・医療器械の製造請負を始めることができた記念すべき展示であった。さらに「第一室の中央に高机を置きて、北に大監察木村文卿あり、南に明石博高あり」、槇村参事（現在でいえば筆頭副知事）は西に向かって当院の設置の趣旨を説明したとある。

また式の前後から列座の後方より音楽が始まり、この日のために院内に花壇を設けて菊を陳列し、南隣の知恩院には能狂言の舞台を設けて、狂言師茂山千作や鈴木禎次郎らが出演した。祇園の舞妓が三番叟、手踊りを披露したとなかなか豪華な開院式の模様が記録されている。

＊　新島八重（にいじまやえ　一八四五―一九三二年）
幕末から昭和初期の教育者、茶道家。会津藩の砲術師範の家に生まれ、会津戦争では自ら銃を持って奮戦した。兄は山本覚馬。のちに、同志社大学を創設した新島襄の妻となり、同志社運営にも深く関わった。男勝りの性格で、元祖ハンサム・ウーマンと称される。

だが、今は静かで人通りも稀である。

## 2 日本の赤十字ロゴマークの謎

療病院新聞第一号は、ここから非常に興味ある議論を報じている（図9、左の▼マークからの節）。日付は明治5年だが、「かねて聞く、病院の標旗は西洋諸国大概十字を用う。標旗にこの十字あるとき、人、必ずその病院たるを知る」。「ゆえに、両敵相争うときといえども、その標旗あるところは相進撃せず。今、当院を設置するにより、またこれを用いんとす」（図10に続く）。「しかるに十字なるものは耶蘇《やそ》教宗にこれを用いれば、あるいはもって不可となすものあり」というのは、この療病院は京都の有名寺院がお金を出して成ったわけなので、スポンサーとして当然強い発言権があって、耶蘇教の旗を使ってもらっては困るという反対意見が出たのだ。それで、「議決せず」ということになり、その会議は頓挫し、提案は否決されそうになったが、これを欧学教師リウドルフ・レーマンに訊ねたところ、「リウドルフいわく、病院に用いるところの標旗は耶蘇教宗に用いるところと異なるものなり」と答え

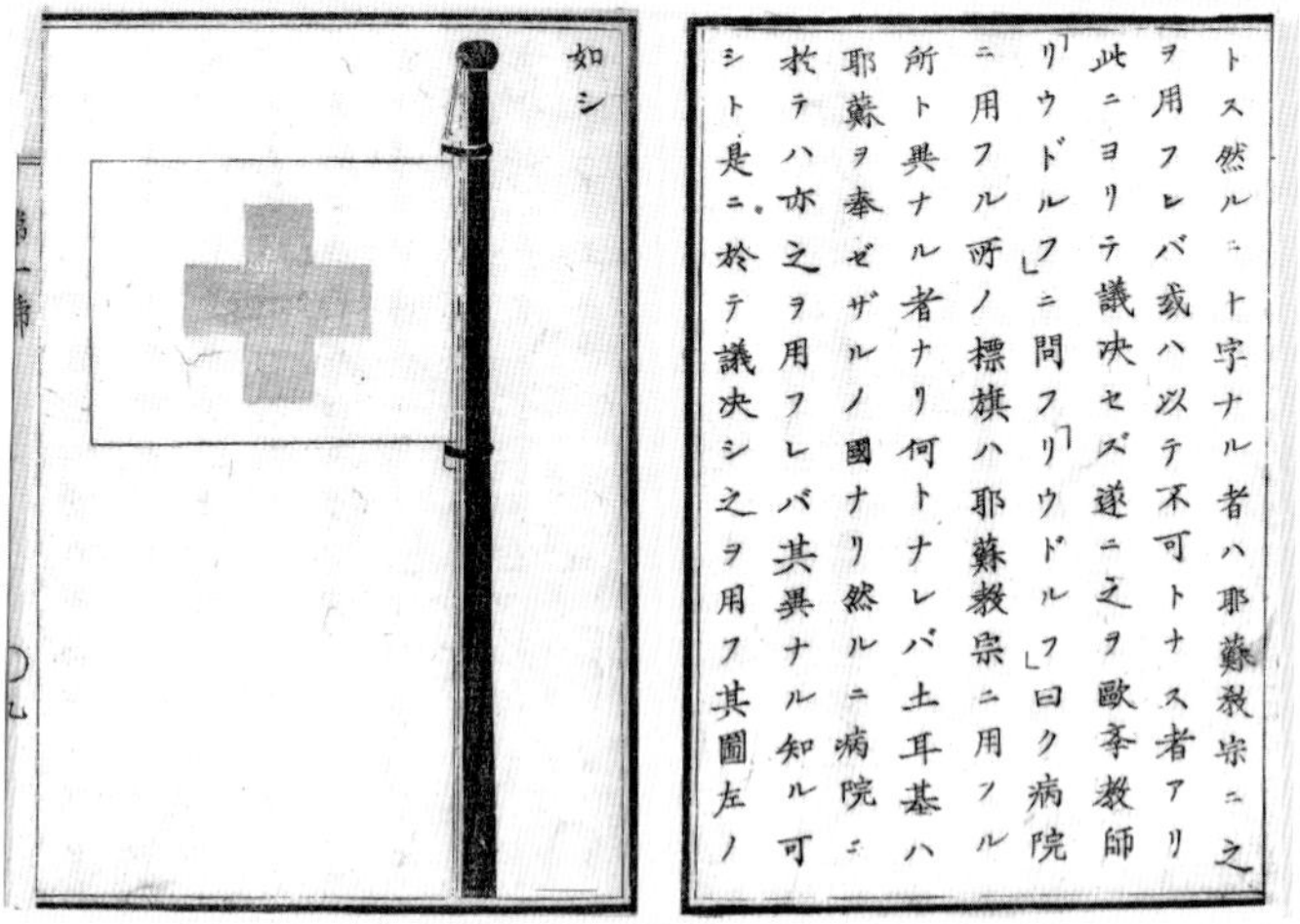
トス然ルニ十字ナル者ハ耶蘇教宗ニ之ヲ用フレバ或ハ以テ不可トナス者アリ此ニヨリテ議決セズ遂ニ之ヲ歐亞教師「リウドルフ」ニ問フ「リウドルフ」曰ク病院ニ用フル所ノ標旗ハ耶蘇教宗ニ用フル所ト異ナル者ナリ何トナレバ土耳基ハ耶蘇ヲ奉ゼザルノ國ナリ然ルニ病院ニ於テハ亦之ヲ用フレバ其異ナル知ル可シト是ニ於テ議決シ之ヲ用フ其圖左ノ

如シ

**図10**●京都療病院新聞第一号　第八〜九頁

たのである。「何となればトルコ国は耶蘇を奉ずることなき国なり。しかるに、その国の病院においてもまたこれを用うれば、その異なるを知るべし」。「これによって議決し、これを用う。その図、左のごとし」というふうに経緯が報じられ、色刷りの図（図10）が付けられている。

興味のあることに、明治一三年に万国赤十字支社が日本に設立され、日本赤十字新聞の第一号が出たとき、実はほとんど同じ議論が、その一面の冒頭に出ている。トルコの例を引きながら、「だから赤十字の十字を日赤が使うがこれは耶蘇教のものではない」という結論が強調されている。京都府では、明治五年にすでにまったく同じ議論があったわけである。ただ、このレーマンの意見は、この時点（一八七二年）では正しかったが、トルコでは一八七八年（明治一一年）、アブドール・ハミッド二世が即位して新憲法を制定した時、赤十字（La Croix Rouge）のマークの使用を止め、トルコ国旗である新月を赤白反転した赤新月（Le Croissant Rouge）を使用することとし、国際赤十字社の承認を得ているのである。確かに、現在ジュネーブの赤十字本社へ行っても、ビルディング正面の壁には大きく〝La Croix Rouge et Le Croissant Rouge（赤十字と赤新月）〟と表示されている。だから、明治二三年（一八九〇年）には、この議論が成り立たなくなって久しいはずなのだが、この時も日本赤十字は、この理論で反論を抑えて十字のマークを難なく採用させることに成功したのだ。

ところで、明治五年一一月一一日付『京都新報』に〝療病仮院開業群詣之図〟という興味深いイラスト（図11）が掲載され、開業時に多くの人が来訪している様子が描かれている。ここには二基の旗も描かれているのだが、明治政府に無許可で勝手に掲揚できないので、政府に慎重に伺いを立てている文書が京都府史第一篇政治部衛生類に残っている。以下がそのお伺いの文章である。

「当院標旗の議、別紙図面のとおり」（図11の旗の絵がここでは別紙として付けられている）、「万国普通療病院旗、旗章一旗、ならびに当府旗章一旗。都合二旗、当院前に建営これありたく伺い奉り候」というのが主文。「追って、万国普通療病院旗章の、あるいは耶蘇教宗に基づき候標の趣、風評これあり

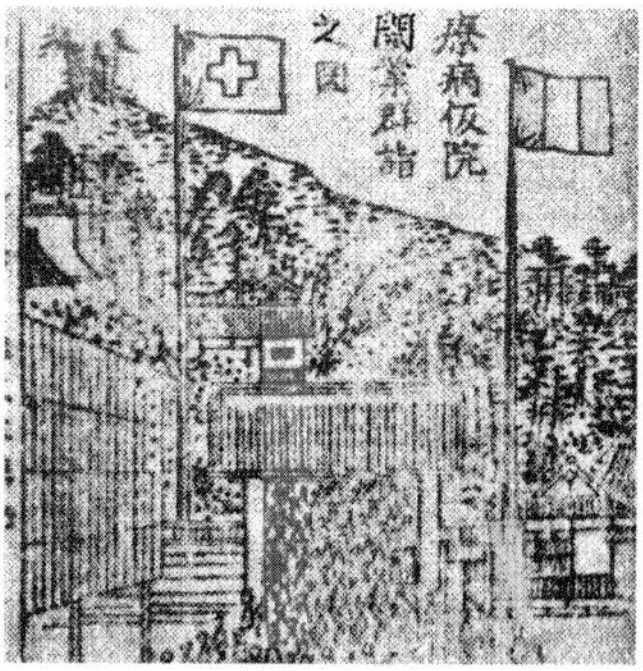


図11●療病仮院開業群詣之図（明治5年11月11日付、京都新報第23号から）

候えども、まったくこの宗教により候儀これなく、すでにトルコ国のごとき耶蘇教にこれなき国においても同様記章相用い候の趣、欧学教師リウドルフ氏申し出で候。よっていささかも書面の標旗、はばかり候儀これなしと存じ候」という文面で、壬申一〇月一四日に療病院が政府に伺いを立て、「聞き届け候こと」という承諾の返事が来て、このときから療病院のシンボルマークおよび京都府の医学のマークは公式に赤十字になった。そして、京都発行の医師の免許証（図13参照）にも、明治八年からは、十字の入った銀メダルを使うようになったのである。

これで赤十字の方はわかったのだが、わからないのは、この公文書に出ている「当府旗章一旗」のほうである。先述のオープニングを報じる白黒のイラスト（図11）をみるとフランスやイタリーの旗のような縦三分割で中央は白の三色旗だが、奇妙なことに、これを京都府資料館に訊ねても、府当局に問い合わせてもまったくわからないというのだ。

この問いは長い間不明のままであったが、二〇一九年に医療文化史を研究している八木聖弥が発表した『粟田口仮療病院開業式の再検討』によれば、想起されるのはドイツ国旗で、ヨンケルやリウドルフの意見も反映させ、またドイツ医学を標榜するうえでも好都合だったのではないかと推定している。さすがにそのままではまずいので、ドイツ国旗の縦三分割を横分割にしたというわけである。

## 3 ヨンケルが創案したカルテという情報システム

ヨンケルには、新しい医学機器を開発する天分や民族学者としての才能だけでなく、間違いなく優れたアドミニストレーションの力もあったことがわかっている。日本へ来たのは九月だが、一〇月にはもうすでに、それまで日本にはなかったまったく新しい西洋風の病院の重要な規則をほとんど作り上げているのである。図12に示すのは、その内の一つの條則であり、明治五年にまとめられたものである。周りにドイツ語のわかる日本人がほとんどいなかったにもかかわらず、一ヵ月も経たない間に日本語でこれを作り上げているというのは驚きである。

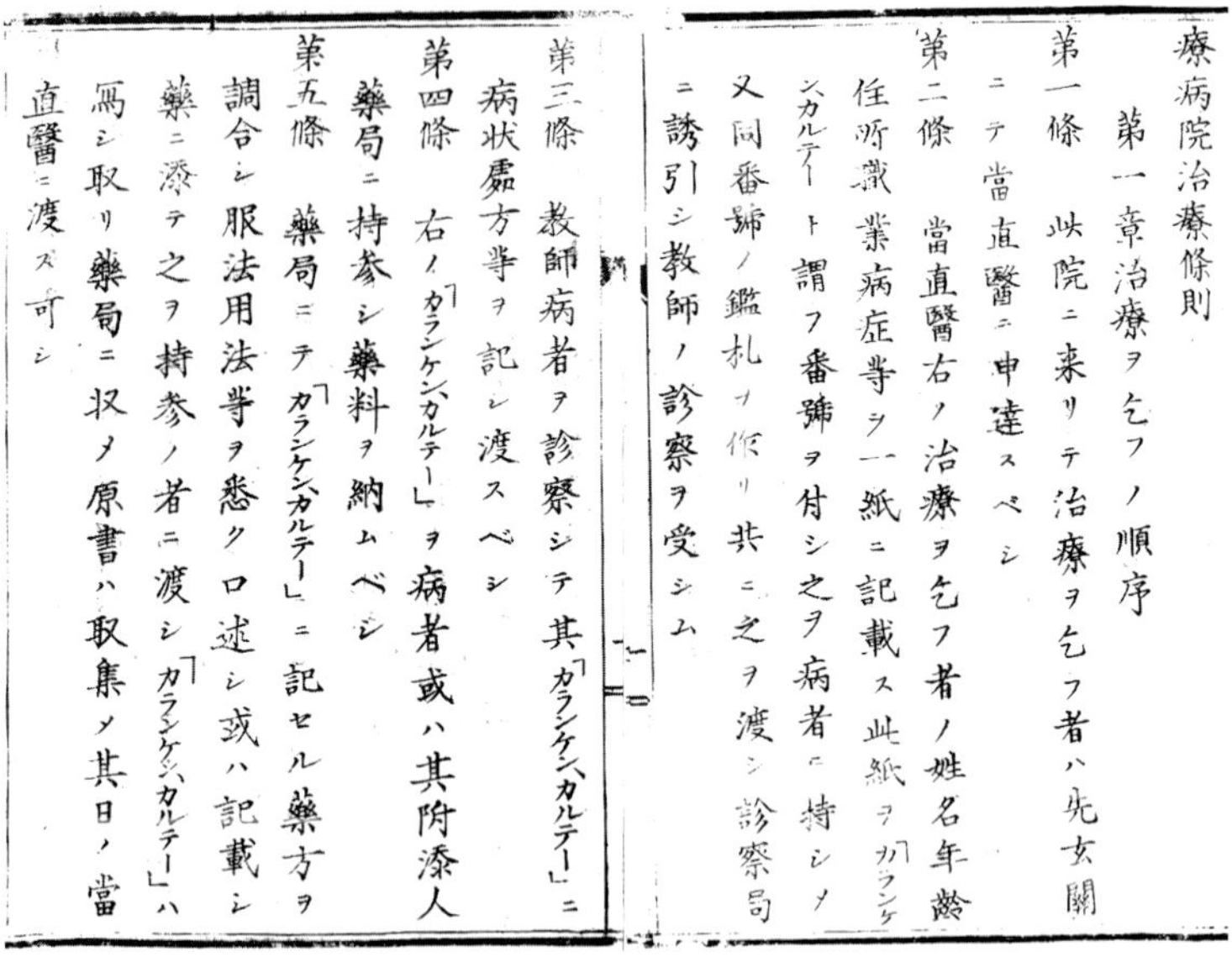
療病院治療條則
第一章治療ヲ乞フノ順序
第一條　此院ニ来リテ治療ヲ乞フ者ハ先玄關ニテ當直醫ニ申達スベシ
第二條　當直醫右ノ治療ヲ乞フ者ノ姓名年齢住所職業病症等ヲ一紙ニ記載ス此紙ヲ「カランケンカルテー」ト謂フ番號ヲ付シ之ヲ病者ニ持シメ又同番號ノ鑑札ヲ作リ共ニ之ヲ渡シ診察局ニ誘引シ教師ノ診察ヲ受シム
第三條　教師病者ヲ診察シテ其「カランケンカルテー」ニ病状處方等ヲ記シ渡スベシ
第四條　右ノ「カランケンカルテー」ヲ病者或ハ其附添人薬局ニ持参シ薬料ヲ納ムベシ
第五條　薬局ニテ「カランケンカルテー」ニ記セル薬方ヲ調合シ服法用法等ヲ悉ク口述シ或ハ記載シ薬ニ添テ之ヲ持参ノ者ニ渡シ「カランケンカルテー」ハ寫シ取リ薬局ニ収メ原書ハ取集メ其日ノ當直醫ニ渡ス可シ

**図12**●療病院治療條則　第一頁

初めから読んでみると「療病院治療條則」。「第一章　治療を乞うの順序」。「第一條　此の院に来たりて治療を乞う者は先ず玄関にて当直医に申達すべし。第二條　当直医は右の治療を乞うものの姓名、年齢、住所、職業，病症などを一紙に記載す。この紙をカランケン、カルテーと言う」。カランケン、カルテー。実は世界でこういう表現が現れたのはここが初めてである。日本の漢方や蘭方医学にこのような習慣がないのはもちろん、ドイツへ行っても、アメリカ、イギリス、オランダへ行っても、病歴を記載した紙はmedical records（診療録）であって、カルテと言っているところはどこにもない。

ヨンケルはすべての情報をカルテに集約し、患者に持たせて、「第三條　教師は」と述べて、療病院が医学校兼教育病院であることを明確にしている。教師は「病者を診察して、このカランケン、カルテーに、病状、処方等を記し渡すべし」。「第四條　右のカランケン、カルテーを病者、あるいは、その付き添いは薬局に持参し、薬料を納むべし」。「第五條　薬局にてカランケン、カルテーに記せる薬方を調合し、服法、用法等をことごとく口述し、あるいは記載し、薬に添えてこれを持参の者に渡し、カランケン、カルテーは写し取り、薬局に納め、原書は収集して、その日の当直医に渡すべし」と記され、患者の移動とともに、カルテは本人あるいは付き添いが持ち歩き、診察終了後には病院に保管されるという、現在も私たちが行っている患者一人ひとりの情報をきめ細かく管理できるシステムを創り出した。「第二章　入院病者」の項では、入院患者についても色違いのカルテを与え、枕元に状差しのようなカルテ箱（これをKapsel＝コップセルと称したが、これはドイツ語で〝箱あるいはケース〟のことであった）を掛けておき、常に教師が読めるようにカルテが保管された。

このあとは「第三章　教師診察時間」、「第四章　診察料並薬料」と続き、同様にきめ細かな條則がまとめられている。ちなみに外来診察日は月、水、金曜日と定め、診察時間は朝九時から一一時まで、但し、急病に関しては何時でも受け入れると明記されている。

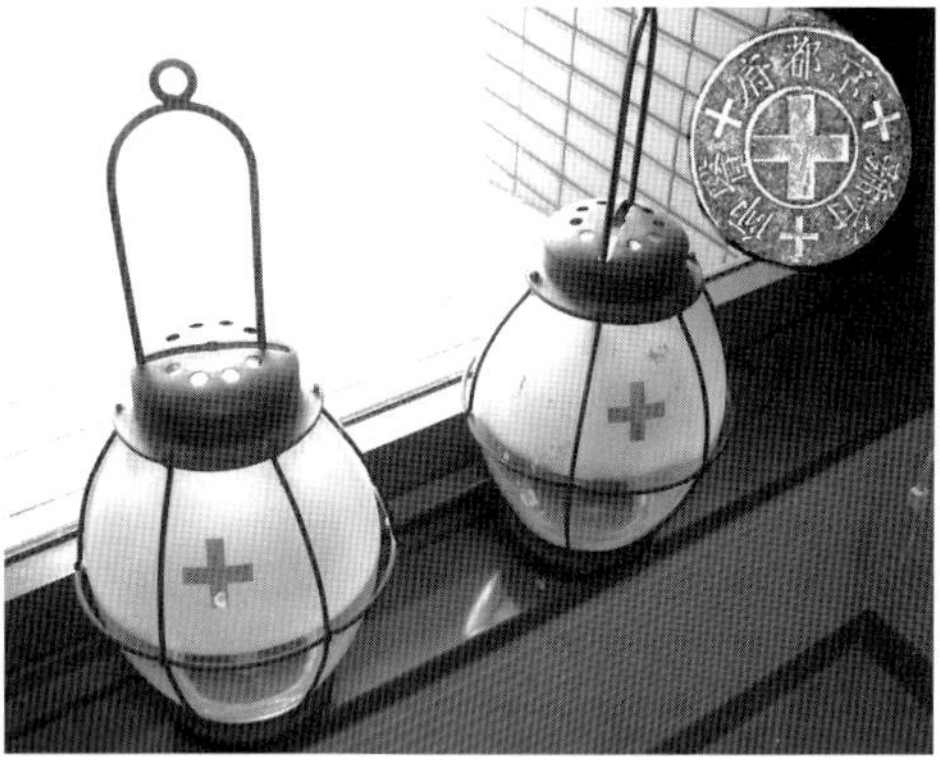

図13●明治8年京都府医師免許銀メダルと療病院で使用していたランタン

また、ヨンケルは京都府の医師免許制度の発足にも尽力した。上の写真（図13）に写っているメダルは明治七年に京都府が初めて医師試験を実施したとき合格した人に対し、明治八年になって与えた医師免許の銀メダルであるが、十字のマークがでかでかと使われている。もちろん、これはヨンケルが日本政府の許可を得た上で使用したものだが、京都以外でこんなに早く十字のマークが使われた形跡はない。全国に赤十字のマークが広まるのは明治二三年、日本に万国赤十字支社が設置されてからである。

赤十字のマークは、京都府立医科大学創立時点で京都府と明治政府の認可の元に、明治五年以降も引き続き付属病院（明治・大正年間を通じ療病院と呼ばれていた）のシンボルマークとして使われてきた。療病院は長い間、日本で最初の、そして唯一の赤十字を掲げた病院であったわけである。一〇〇年も経ってから、その歴史の証拠が出てきた。この図13にあるのがそのランタンである。

このランタンは、本書のはじめに述べたように、私とヨンケルを結びつける絆となった記念すべき品物で、今でも京都府立医科大学附属図書館二階にある資料室に展示され、公開されている。

実際、このようなランタンがどのように使われていたかというと、図14はちょうどナイチンゲールがいた時代のヨーロッパの病院だが、京都府療病院でも明治五年の開学以来、当初の二〇年間以上は

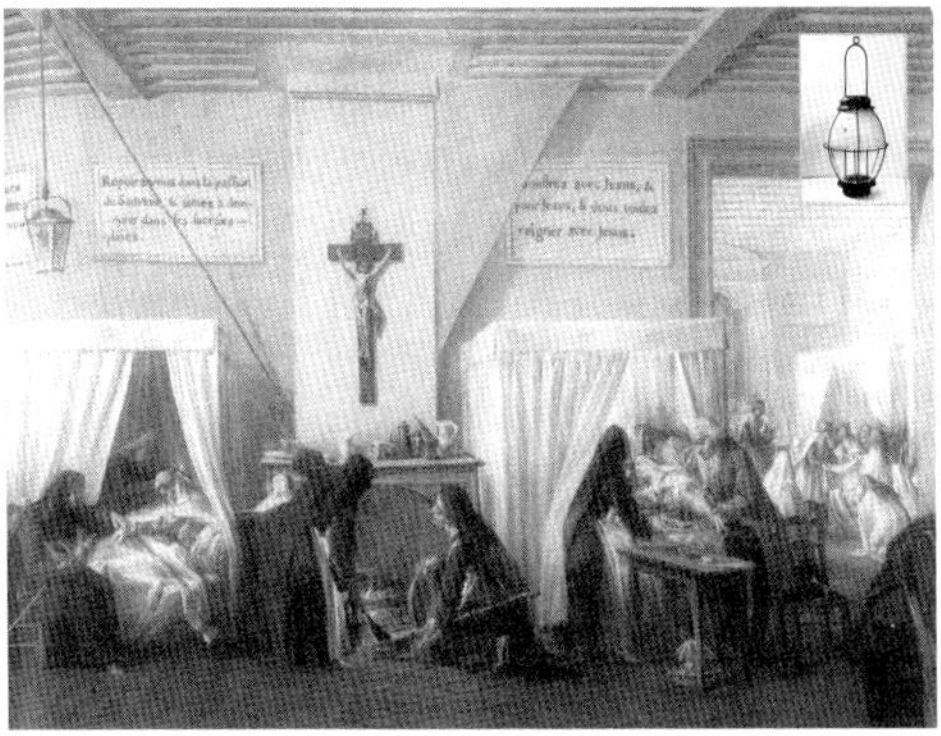

図14●ナイチンゲールがいた時代のヨーロッパの病院

電気が来ていなかったわけだから、同じようなものだったに違いない。蹴上《けあげ》の水力発電所が京都に初めてできたのが、明治二八年。それから、やっと市中に電気を引くことができるようになったので、それまでは、蒸気機関で廻す発電機によって点燈する大掛かりなアーク灯が見世物的には存在してはいたが、簡単に点せる電灯のようなものはなかった。だから、このランタンもローソクを入れて、多分病院内でこのように使っていて天井から吊るしていたのだと推量される。また、夜、患者さんを見て回るのにも、このランタンは手で持つのに非常に便利にできている。

コラム05
*column*

## カルテのルーツ

「カランケン、カルテー」は、カランケン、つまりクランケはドイツ語で患者のことであるから、患者のカルテーの意味となり、一五〇年経って日本全国津々浦々のどんな小さな病院にも広がったカルテの源泉であった。ドイツ語のカルテKarteは、英語ではCardだから、これを現代風に直訳すれば、「患者カード」というところであろう。現代ならば、電子カルテと直結したカードになるだろう。

最近、全国の大学でカルテの由来を研究した方が何人かあり、異口同音に「いくら調べてもドイツを含め世界中で病歴記録のことをカルテと称しているのは日本以外に例がなく、そのルーツがわからない」と言っているのだが、ヨンケルが作成したこの條則を見ると、明治五年に、そのルーツの非常にはっきりした証拠が残されているのがわかる。

## 4　ヨンケル、教壇に立つ

お雇い外国人医師として日本政府に雇われる条件の中には医療従事だけではなく、医学を教授できることも必須であった。開院式が終わり、いよいよ生徒を募って医学校を運営することとなった。月、水、金曜日が病院の診察日となっているために、基本的には火、木、土曜日を授業日に充てたが、他の曜日も診察前後の時間帯に授業を実施した。

ヨンケルはここでもアドミニストレーション能力を発揮して「療病院入学生徒條則」を作成している。第二九條からなるもので、第一條では「当院入学の生徒は在學三年を以て限とす、三年に満ざれば退學を許さず」と三年就学の義務があることを明記、第四條では「入塾並外来の生徒ともに教場或は病者の取扱ひ等には洋服を着す可し……」とあり、入塾生（寮生）も外来生（通学生）も洋服の着用を求められた。第十四條では「生徒の門限は朝夕第六字を限り夜中は出入を許さず」と門限も決められている。また第十七條では「教師上等生の内より更に治療進歩せるものを撰びて病者を看護せしめ詳細に治療法を授く、之を名けて看頭と云う」と書かれており、優秀な生徒は実際の患者を診ることができ、臨床の場で詳細に治療法が学べ、看頭という身分が与えられるようになっているが、第二二條では「看頭もし規則を守らず行状放逸ならば速に看頭を奪うべし」と厳しく定められている。第二八條では「毎年五月十一月兩度官員出張して學業を試檢すべし」と一年に二回試験があることが記載されており、なかなか興味深い。

さて、授業内容は京都府が布達したヨンケルの「療病院教師課業表」から、午前八時から九時まで初学生に解剖学を、午前九時から一一時まで進学生に諸病看護法や産科の授業をすべて通訳をつけて英語で実施していたことがわかる。残念なことに、授業の様子などを伝えた具体的な記録は残っていないのだが、一年後に提出された報告書(京都府行政文書『京都府史』第1編、第39号)には療病院の人事、経費、教授科目、日課表、生徒数、月別患者数等が記載され、たとえば、男子生徒七六名、女子生徒七名が在籍していたことを確認することができる。ただこの頃は、女医という資格は一切認められていない時代であったから、女子生徒は助産婦のための勉強をしていたのではないかと推測される。翌年からは時間割も講義内容も現実に沿った形に変更され、病理学、治療学、内科、外科、ドイツ語などが加わった。

またヨンケルは学生だけではなく一般開業医にも、産科学や腸チフスや天然痘の予防法および治療法について公開講義を行い、京都府における医学教育にも貢献した。

## 5　假牧畜で牛痘ワクチン作り

図15は、ちょうどヨンケルが在任していた頃（明治八年）の荒神口橋から二条小橋（中州一帯を含むあたりの地図だが、彼は鴨川畔（右端黒い矢印のあたり、木屋町通二条下ル上樵木町一九番地）に最初の官舎を与えられ、そこから青蓮院（この地図からはみ出て、左斜め上に位置する）まで人力車で通っていた。官舎から北（左）へ行った所に「療病院建築所」（赤矢印）と書いてある。そして川向こうに元会津藩の錬兵場であった広い草原で「假牧畜《かりぼくちく》」というのがあって（現在は京都大学が建っている）、ここに牛が飼われていた。牧場長は種痘医の安藤精軒。[25] ここで天然痘の予防のワクチンが大量に作られたの

25　安藤精軒（あんどう せいけん　一八三五―一九一八年）
江戸時代後期―近代の医師、種痘医。明治維新後、京都で開業し、種痘医として活躍。また奈良時代に貧者や困窮者のために設置された施薬院を京都に復興させ、京都の慈善救貧病院のために尽力した。

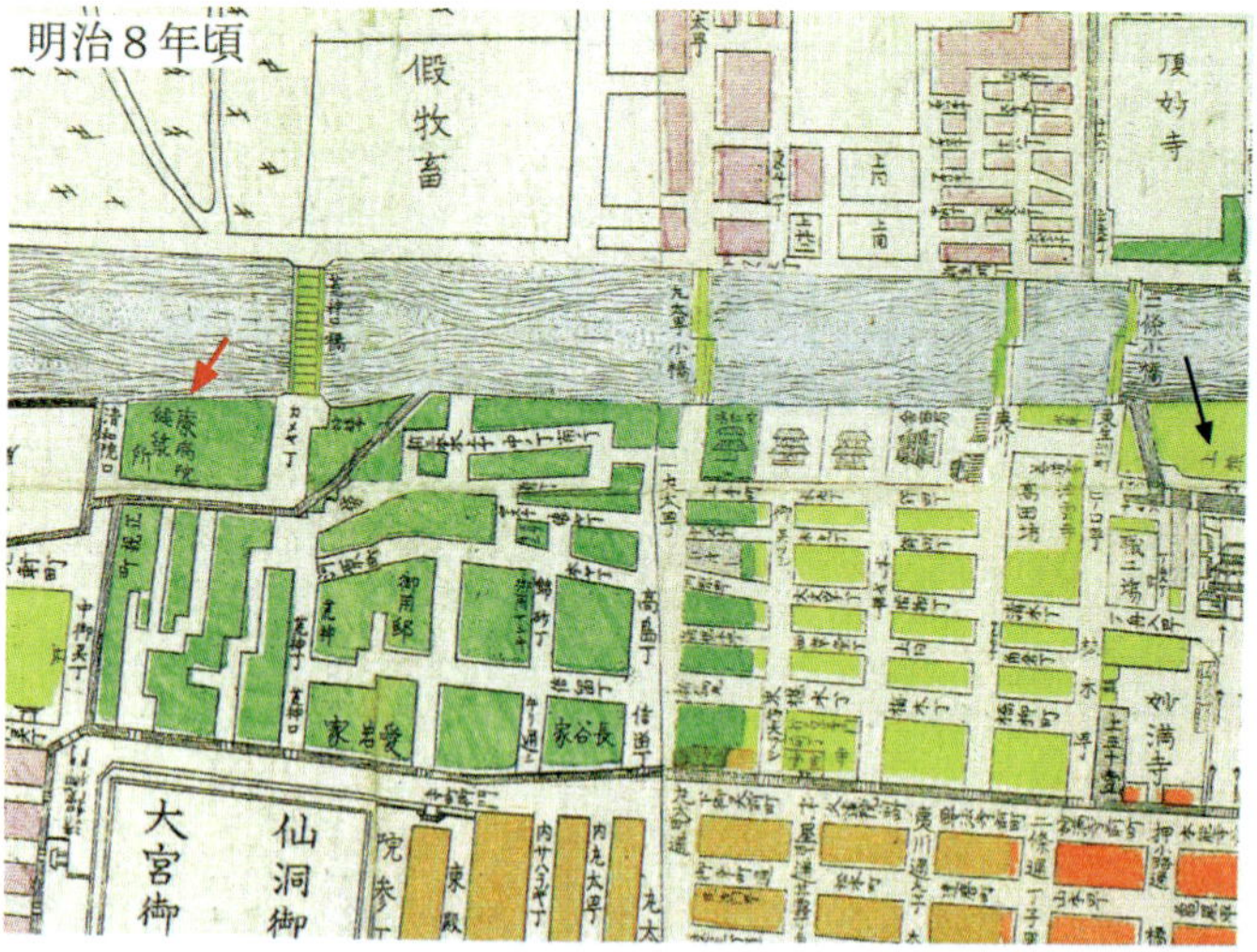


図15●明治８年の荒神口橋から二条小橋あたり（京都の古地図）

である。安藤も京都府も、「ここの牧場で牛乳生産をし、日本人の栄養を改善することが目的だ」と表向きには言っていたが、実のところ、牛乳はほとんど売れなかった。にもかかわらず、明治四年一〇月、京都府は、明治天皇から下賜された復興資金から約五万三〇〇〇円もの大金を支出し、この牧場にカリフォルニアから牛二七頭を輸入し、オースタイン・ウイード（James Austin Weed）などの外国人を雇い入れ、牧場経営に尽力しているのだ。それは、ちょうど京都の種痘所が新政府の医療システムの一環として明治二年「大学東校」に接収され、安藤精軒が東京の「大学東校（東京大学医学部の前身）」から急遽京都へ帰ってきて市内の立派なお屋敷が並んでいた富小路二条下ルに居を構え、そこで三頭の牛を飼い始めた時点のすぐ後である。

この富小路二条下ルの場所は、裁判所の南で押小路通に面し、江戸末期から明治初期にかけては高級な屋敷街であった。現在は近くにハリストス正教会などが建っているが、今も昔も、まともに牛などを飼える場所ではない。種痘医として高名でもあり新政府要人とも親しく、大学東校でも重要人物だった彼が、本気で、こんな閑雅な屋敷街の真ん中で、牛乳生産を目的とする酪農業を始めたとは考えられない。下水道もまったくつくられていない時代である。悪臭はかなりのものだったと思われる。

おそらく、京都府も早々に荒神口の假牧畜への移転を迫られたのであろう。多額の補助金やお雇い外国人による援助は、国策に沿った精一杯の支援だったに違いない。ただ、彼がここで何をしていたのかという記録は甚だ乏しい。『京都の医学史』（京都府医師会医学史編集室編）の九二八頁に、「彼がここで子牛に人痘を接種し、新苗をえて、これを使用した」という記載が一行だけある。ただし「人痘を接種」というようなことは、ありえない。安藤精軒は種痘の専門家であり、人痘は牛には付かないことも、痘苗には使えないことも、誰よりもよく知っている人だったからだ。これは、「子どもに善感した牛痘の水疱から採取した痘疱液で子牛を感染させ大量の牛痘の痘苗を得た」という意味であろう。

彼は、明治三年には、とりあえず富小路の自宅で作業を始め、続いて荒神口の「假牧畜」で、政府の支援の下に秘密裏に大量の牛痘ワクチンを作り続けたと推定される。そしてそのワクチンは、大学東校・新政府のルートを経由して全国に配布され、流行し始めていた天然痘の予防に役立ったと考えるのが自然である。これは明治新政府が、「衛生行政最重要課題の最初の事業」（長与専斎[26]の回想録による）として牛痘種継所を東京に作った明治七年を四年も遡った時点であった。

京都では、大学東校と一体化した種痘所が先導し、全国に先んじて予防対策が進んでいたのである。明治五年には着任したばかりのヨンケルが療病院で新しい「痘瘡論」を講義し、その翻訳が市中の種痘医に配布された。国民全員登録制のヨーロッパを模範に、京都府も国も一丸となって天然痘対策に取り組んでいたのだ。

ヨーロッパから遠く離れた日本で、種痘制度を継続して維持することは、実に容易なことではなかった。痘苗を海を隔てた外国から輸入することは、言うほど簡単ではない。嘉永年間、モーニッケ[27]が最初の痘苗の輸入に辛うじて成功するまで、シーボルト[28]以来、何回も輸入した痘苗がすべて腐敗していて善感しなかったという苦心談が示しているように、海を越えて牛痘の生ワクチンを運んでくることは、僥倖を待つ以外はなかったのである。また、オランダ人医師が常駐し、名だたる種痘家吉雄圭斎も開業していた長崎ですら、モーニッケが去った後、わずか数年で痘苗の維持が困難になり、長崎医学伝習所のオランダ人医師ポンペ[29]が来日した一八五七年には痘苗は絶えていたのだ。痘苗は、常に途絶する局面に晒されていた。だから、安藤精軒のような種痘の専門家が国内で子牛に生ワクチンを接

26　長与専斎（ながよ せんさい　一八三八―一九〇二年）
医師、衛生行政家。父は肥前大村藩医。一八六一年、長崎でポンペ、マンスフェルトのもとで西洋医学を学ぶ。一八六八年、精得館の病院長に就任、明治維新時に精得館は長崎府医学校と改称し、のちに、その学頭となる。一八七四年には文部省医務局長に就任、東京医学校の校長を兼務し、同年東京司薬場（国立医薬品食品衛生研究所の前身）を創立する。医務局が内務省に移管し、名称も衛生局となり、初代局長に就く。Hygieneを「衛生」と訳し、以後この言葉が医療制度に定着した。

27　オットー・ゴーットリープ・モーニッケ（Otto Gottlieb Johann Mohnike　一八一四―一八八七年）
オランダの医師。一八四八年、長崎のオランダ商館に赴任、聴診器を初めて紹介した。また日本に牛病痘苗（Cowpox virus）をもたらし、日本の天然痘予防に貢献。

28　フィリップ・フランツ・フォン・シーボルト（Philipp Franz Balthasar von Siebold　一七九六―一八六六年）
ドイツの医師、博物学者。一八二三年に来日、鎖国時代の対外貿易窓であった長崎出島のオランダ商館医となる。一八二四年、出島外で鳴滝塾を開設し、蘭学教育を実施。門下生には、高野長英、二宮敬作、伊東玄朴らがいる。娘の楠本イネは日本初の女性産科医となる。

種して、大量の痘苗を得る価値は非常に高かった。明治新政府は、西洋医学導入の目玉的事業として、文明開化のシンボル的政策ともなる痘苗製造と種痘による天然痘対策に、維新直後から注目していたのである。

日本政府による痘苗製造は、先述のように、明治七年まで開始されたという公的記録はまったくないのに、すでに明治五年から各府県に、明治政府から頒布されたと称する種痘用の痘苗が豊富に出回るようになった。これを配布するとき、日本政府は、これは最近オランダに帰国したモーニッケによって新たに外国から大量に齎《もたら》されたものだと説明していた。しかし、これは信じ難い。これまで、少量ですら失敗続きだった海外からの輸入が、どうして明治初期になって大量に可能になったのか。また、これが具体的にどのように行われたのか、その記録も存在していない。日本政府の公的な痘苗製造はその準備すらいまだ始まってはいないのである。そのソースは安藤精軒の「京都假牧畜」以外には考えられないだろう。でも、肝心の安藤精軒の献身的寄与は伏せられたままになっているのだ。それは、なぜだろう。

それにしても、安藤精軒は、大学東校と江戸の種痘所から依頼を受け、京都で、この仕事を始める際に〝痘苗製造のため〟と、どうして、はっきり言わなかったのだろうか。それは、一般の人々が、痘瘡の人痘〝small pox〟と牛痘苗〝cowpox〟を正確に区別できず、痘苗を扱う仕事に大いなる恐怖感をもっていたからだと思われる。市中で、天然痘のワクチンを作る、といえば住人の間に絶対的な拒否反応が起こることは目に見えている。安藤精軒は勤皇の志士梅田雲浜《うんぴん》[30]の高弟であり、また頼山陽[31]の息子、三樹三郎（尊皇攘夷の志士、安政の大獄で処刑された）の親しい友人でもあった。彼は人々のためならば世俗的成功を犠牲にしても、自ら信じる国策のためには喜んで身を投じるという、社会的政治

29　ポンペ・ファン・メーデルフォールト（Johannes Lijdius Catharinus Pompe van Meerdervoort　一八二八―一九〇八年）
オランダの医師。長崎医学伝習所を設立し、西洋医学を教授。松本良順をはじめ高橋正純、長与専斎、佐藤尚中など、以後の日本医学界を担う人物を輩出した。

30　梅田雲浜（うめだ うんぴん　一八一五―一八五九年）
江戸時代末期の儒学者。高杉晋作らと交流があり、尊王攘夷を唱え、一八五八年の「安政の大獄」で捕えられ、翌年獄中死。

31　頼山陽（らい さんよう　一七八一―一八三二年）
江戸時代後期の歴史家、思想家、文人。主著に『日本外史』があり、幕末の尊王攘夷運動に影響を与えた。

的感覚の持ち主だったのだ。だからこそ、義をもって説かれれば大学東校での出世を捨ててでも京都に帰り、子牛を飼って痘苗を作るというような仕事に献身する道を選んだのだ、と私には思われる。八木聖弥の安藤精軒の一代記『近代京都の施薬院』における彼の生き様をみると、安藤精軒が、種痘ワクチンの製造に功名を度外視して取り組んだ心意気が、以心伝心に理解できるように思われるのである。

ヨンケルは、この事業をヨーロッパのレベルに引き上げるため、全面的に支援した。まもなく（明治七年五月）、京都府は、イギリスやドイツやオランダなど欧米の医療先進国と同じように、全府民を対象として、種痘を済ませたかどうかを戸籍簿に記入させる「種痘の登録制度」を発足させた。翌年には各学校等生徒種痘済否届出規則制定が出され、天然痘、種痘未接種の者は入学が拒否され、これが必須要件とされたのである。このような制度は日本人の誰も知らなかった制度であった。疑いもなく、これはヨンケルの講義録（「悪性流行疫の予防法概略」京都布令書、明治七年）を明石博高が京都府の衛生行政に生かした政策であり、日本最初の強制力をもった予防医学皆登録制度であった。

## 参考文献


- 京都療病院新聞第一号　書籍会社大黒屋太郎右衛門　明治五年一一月
- 島津の源流　島津製作所　平成八年
- 図説・日本医療文化史　宗田　一　思文閣出版　一九八九年
- 京都府立医科大学八十年史　京都府立医科大学　昭和三〇年（一九五五年）
- 京都の医学史　京都府医師会医学史編集室　思文閣出版　昭和五五年
- 近代京都の施薬院　八木聖弥　思文閣出版　平成二五年
- 西洋医術伝来史　古賀十二郎　形成社　昭和五四年
- 松香私志　長与専斎　長与称吉編集発行　明治三五年一二月一三日
- 京都新報　第二三号　明治五年一一月一一日（水曜日）刊
- 高木兼寛伝：脚気をなくした男　松田　誠　慶昌堂印刷　一九九〇年
- 幕末維新を駆け抜けた英国人医師：甦るウィリアム・ウィリス文書　大山瑞代訳・吉良芳恵解説　創泉堂出版　二〇〇六年
- 幕末動乱の京都と相国寺　相国寺研究（四）笹部昌利著　相国寺教化活動委員会編　二〇〇八年
- 外国人のみたお伽ばなし：京のお雇い医師ヨンケルの「扶桑茶話」ヨンケル・フォン・ランゲッグ著　奥沢康正訳　思文閣出版　一九九三年
- Junker, F.E.: Description of a new apparatus for administrating narcotic vapours. Medical Times and Gazette, ii, 590. Nov. 30, 1867
- Junker, F.E.: On a new apparatus for administration of narcotic vapours; and some observations of the variation of pulse and respiration during the anaesthesia from chloromethyl.　Medical Times and

Gazette, i, 171–173. Febr. 15, 1868
- Editorial: The medicine of the future in Japan. Medical Times and Gazette, i, 740. June 29, 1872
- K. Bryn Thomas: Ferdinand Edelbert Junker, Anaesthesia, 28: 531-534, 1973
- ヨンケル先生の事跡（下） 藤田俊夫 古医学月報 18 五―七頁 一九七五年
- 赤十字の誕生：ソルフェリーノの思い出 アンリ・デュナン著 木内利三郎訳 白水社 一九五九年
- 日本近代医学のあけぼの：維新政権と医学教育 神谷昭典 医療図書出版 一九七九年
- お雇い外国人：医学 石橋長英・小川鼎三 鹿島研究所出版会 一九六九年
- 江戸のオランダ医 石田純郎 三省堂 一九八八年
- 緒方惟準伝：緒方家の人々とその周辺 中山沃 思文閣出版 二〇一二年
- 近代医療のあけぼの：幕末・明治の医事制度 青柳精一 思文閣出版 二〇一一年
- 石黒先生昔日医談 中外医事新報 第三三四号 明治二七年二月二〇日
- 医制百年史 入江達吉 中外医事新報 第一二〇〇号 昭和八年
- 粟田口仮療病院開業式の再検討 八木聖弥 Studia humana et naturalia 京都府立医科大学医学部（教養教育）編（53） 一―二〇頁 二〇一九年

# 第Ⅱ部

# 京都から発した日本近代医学のビッグバン

# 第3章

# 麻酔によって目覚めた日本の近代医療

## ――ヨンケルの吸入麻酔器とウィリアム・ウイリスの活躍

## 1 華岡青洲による世界最初の無痛乳癌切除

激動の時代が来た。世界の覇権争いがポルトガル・スペインからイギリスやアメリカに移り、フランス・ロシア・ドイツなども世界制覇のレースに名乗りを挙げ、争ってアジアの植民地化に乗り出してきた最中に、二六五年もの間平穏のうちに続いてきた徳川幕府の崩壊が起こった。政治・経済の変革の波が遂に日本にも打ち寄せ、薩摩や長州など新興勢力を刺激し、明治維新の形をとった革命を惹起したのだ。しかし、変革は政治だけではなかった。医学も一九世紀中期から、世界的に見てかつてない大きな飛躍のための助走に入ってきていたのである。

それまで、治療法の主力は内科的な保存的手段の範囲内にあるものに限られ、大きな外科的治療は、むしろ医学の対象外だった。重症例は自然の成り行きに任せるのが良策だったのである。きわめて大胆な医師が体の表面に存在する大きな腫瘤を手早く切除する冒険的な手術を行ったり、患者が暴れないように押さえつけながら、壊疽にかかった手足を切断するなどの医療行為をした例は時に報告されていたけれども、その多くは予後からみても、手術時の患者の苦痛の点からみても、無残なものであった。止血も一番頼りになる方法は灼熱した鏝《こて》を局所に押しあてる方法なので、絶叫と失神は当然のものと考えられていた。手術の痛みを取り去るために、アヘン、アルコール、マンダラゲなどで麻酔する試みは古くから知られていたが、多くの医師が試みた結果は、その効果も安全性も満足できないものであることが判明していた。その内、唯一成功したと見られるのが華岡青洲[32]の麻沸散《まふつさん》による全身麻酔だった。

若い頃、京都で山脇東洋と同じ古医方《こいほう》（江戸時代に起こった漢方医学の一派、理論よりも実際を重んじ、西洋医学が発達するまで医学の主流をなした）に連なる吉益南涯[33]に学んだ華岡青洲は〝独自のアイデアとそれに基づく自らの経験を科学的に発展させる〃という古医方の哲学を京都で身につけることができた。彼は故郷和歌山に帰り、平山で外科を開業した。オランダ医学では乳腺の摘除も行われていると いう情報に啓発されて、独自に実験を重ね、文化元年、曼荼羅華［まんだらげ、主成分はscoporamine］と烏頭［とりかぶと、主成分はaconitine］を主剤（図16）とする麻沸散という煎じ薬を開発した。これを飲ませる全身麻酔法により、世界で初めて（一八〇四年、明治維新の六四年前）、乳癌の無痛切除に挑戦したのだ。まさに古医方の実践だった。そして成功したのが、世界最初の麻沸散による全身麻酔のこの大手術への応用であった。

32 華岡青洲（はなおか せいしゅう 一七六〇―一八三五年）
江戸時代の外科医。一八〇四年、世界で初めて全身麻酔による乳がん摘出手術に成功。その後、医塾「春林軒」をつくり、本間玄調ら優れた外科医を育てた。

33 吉益南涯（よします なんがい 一七五〇―一八一三年）
京都江戸時代中期の医家。父の吉益東洞の「万病一毒説」を発展させ「気血水説」（人体には気力、血液、体液の3つの要素があり、それらのバランスが崩れ、そこに毒が加わると症状が現れる）を唱え、『医範』を著する。

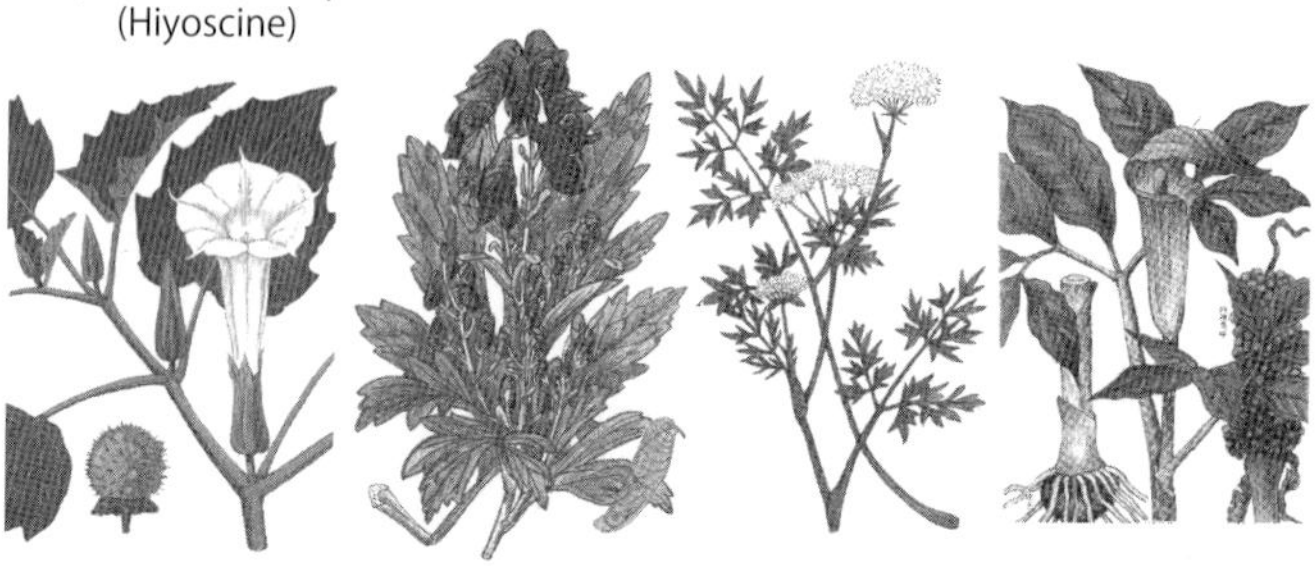
Scoporamine, Atropine
(Hiyoscine)
Aconitine
マンダラゲ
（チョウセンアサガオ）
ウズ
（トリカブト）
ビャクシ
（トウキ、センキュウは
これに類似）
テンナンショウ

**図16**●麻沸散の構成薬草とそれらの有効成分（牧野富太郎の「日本植物図鑑」より）

華岡青洲が、無痛下に乳癌切除の大手術を行ったという噂は異例の速さで日本全土に伝わった。日本各地から夥しい患者が紀州の一小村にすぎない平山に殺到し、医師の入門希望者も、さすがに小藩の壱岐の島からだけは一人もなかったものの、日本全国各藩から遍く集まり総計は一〇〇〇人を越えた。無痛手術を渇望する気運が日本全土に満ちたといって過言ではない。積極的な外科手術を望む医師の間に、「無痛で手術を行える可能性がある」という希望が燃え上がったのである。ただ、しかし、これは誰でも全身麻酔が行えるという条件が整ったということではなかった。

麻沸散を用いる麻酔は、成功しても麻酔は浅く、かつ遅効性で、麻酔に導入するのに数時間かかり醒めるのも倍ほどの時間がかかった。麻酔を始めてしまった後で、麻酔薬が不足だとわかって麻酔を追加しようとしても、意識朦朧とした患者に更に煎じ薬を飲ませることは不可能だった。つまり、必要な深さの麻酔を実現するための制御が難しかったのである。しかも、その効果と毒性のバランスが微妙で、術者は細心の注意を払いながら患者を見守る必要があった。副作用はもちろん誤飲や窒息による麻酔死の可能性は常にあった。青洲の天才的努力が続けられたにもかかわらず、安全かつ安定した全身麻酔を実現する定量的処方を得ることは容易ではなかった。つまり、副作用を恐れずに誰にでも教えることができ、誰にでも安全に使える方法を確立するには至らなかったのである。おそらくこれが「青洲は秘密主義で弟子にすら教えなかった」とされる真の理由だったろう。

## 2 エーテル麻酔法とクロロフォルム麻酔法の発明

ここに革命が起こる。一八四六年一〇月一六日（明治維新の二二年前）、当時はいまだ文明の後進国と考えられていたアメリカで、ボストンのハーバード大学関連病院ＭＧＨ（Massachusetts General

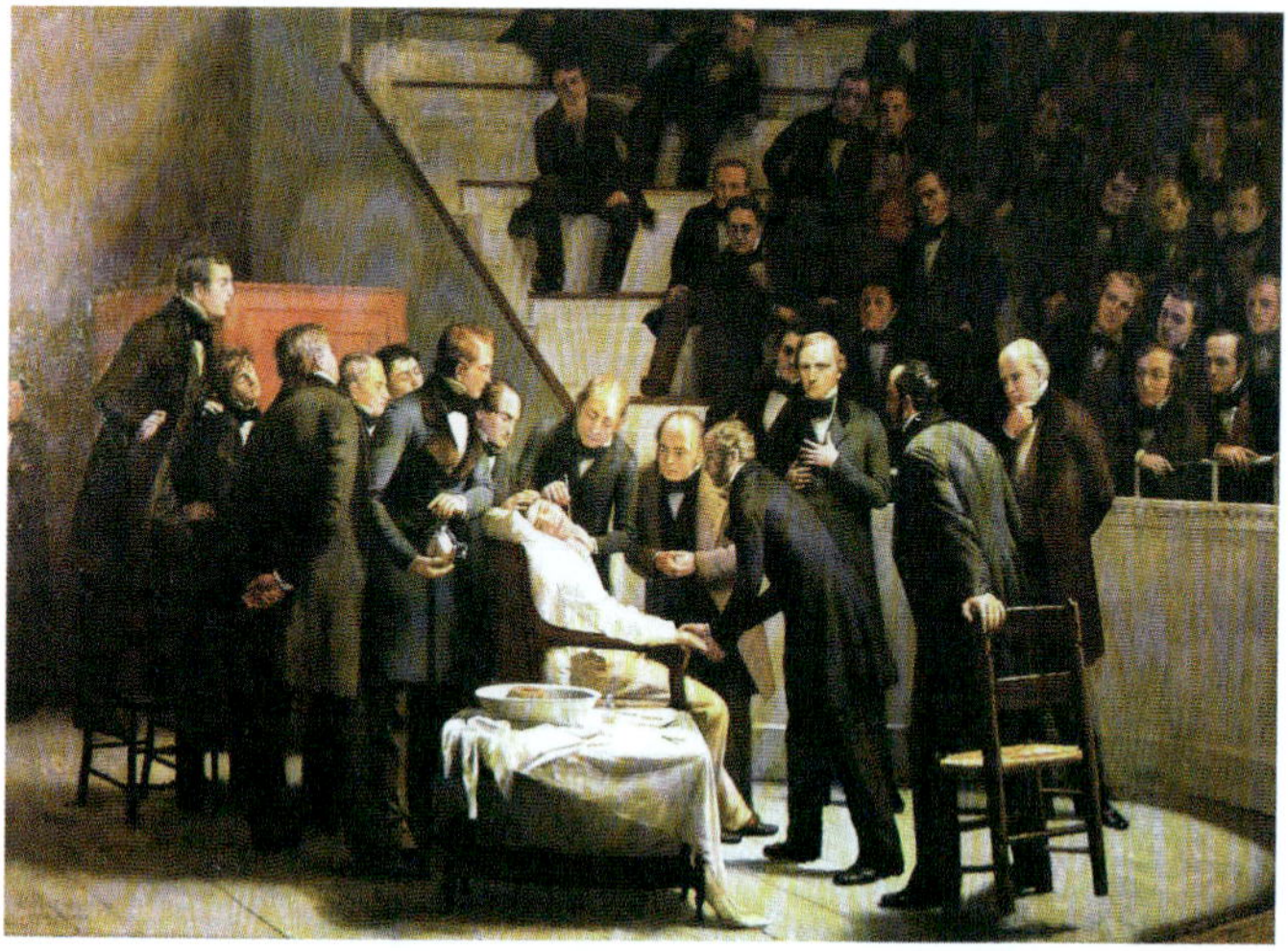

**図17**●MGHにおけるモートンとウォーレンによるエーテル麻酔の成功。「エーテル麻酔による最初の手術」(Robert C. Hinckley画、Boston Medical Library所蔵)

Hospital)の手術室において、一人の患者に、もともと無痛抜歯でエーテルの効果を確認していた歯科医ウィリアム・T・G・モートン[34]が、持ち込んできたエーテルを使って麻酔をかけた後、外科医のウォーレン[35]が先天性の頸部血管腫の無痛切除に成功したのだ(図17)。これは、アメリカが初めて成し遂げた、世界のトップを行く医学業績と言えるものだった。この情報は、驚くべき速さで大西洋を越えて、先進国をもって任じていたイギリスにも伝わり、一八四六年一二月二一日には、ロンドンの大学病院で、高名な外科学教授ロバート・リストン[36]がこの方法(エーテル麻酔下)で大腿切断術を成功させた。これによって、エーテル麻酔はヨーロッパを初めとする世界の市民権を獲得したのである。その後、一八五三年クリミア戦争[37]が勃発し、一八五四年にイギリスが参戦した時には、このエーテル麻酔があらゆる場面で使用された。

34　ウィリアム・トーマス・グリーン・モートン（William Thomas Green Morton　一八一九―一八六八年）
アメリカ合衆国の歯科医師、歯学者。エーテル麻酔の発見者。

35　ジョン・コリンズ・ウォーレン（John Collins Warren　一七七八―一八五六年）
アメリカ合衆国の外科医。一八四六年、エーテル麻酔を用いて、初めて無痛外科手術を行った。ハーバード大学医学部の初代学部長であり、マサチューセッツ総合病院の創立メンバー。

36　ロバート・リストン（Robert Liston　一七九四―一八四七年）
スコットランドの外科医。すばやい手術で有名であった。外科用のリストン骨剪刀にその名が残されている。

37　クリミア戦争
一八五三年から一八五六年にかけて、南下政策を進めていたロシア帝国とオスマン帝国・フランス・イギリス・サルデーニャの連合軍との戦争。南下を阻止しようとクリミア半島を中心に戦われた。ナイチンゲールの活躍が有名。連合軍がロシア帝国に勝利し、パリ条約が締結された。

ただ、エーテル麻酔には欠点もあった。火気があったり火花が散るような所では、引火して爆発する危険性の高いこと、気道粘膜を強く刺激すること、消費量が大きく大量が蒸発してまわりの医師や助手にも影響が及ぶこと、吸引させるガスの濃度の調節が難しいこと、嫌な臭いがすること、麻酔がかかるまでに痙攣などの発作を起こしやすく覚醒後の気分も良いとは言えないことなどであった。しかし、大きな利点は、麻酔死を起こす危険性がきわめて低いことである。そのため、しばらくの間、新しい麻酔剤が現れても、エーテルは使い続けられた。

エーテルの成功に刺激されて、エディンバラの産科学教授シンプソン[38]は、教室員や家族とともに、さまざまな麻酔用ガスを吸引してみるパーティを開き、より有効なガスがないか探求する試みを何回も繰り返した。このパーティは、彼の手記によると「大麻パーティ」や「飲み会」のようなもので、娯楽をかねてやっていたが、なかにはフォルマリンのように毒性が強く、一回吸っただけで喉が激しく痛み、咳の止まらないようなものも含まれていたという。

何回ものパーティの後、一八四七年一一月四日、彼はクロロフォルムが素晴らしい性質をもっていることを発見した。「甘いフルーティな香りがあり、刺激がなく、少量吸っただけで、気持ちよく深い麻酔がかかり、覚醒後も爽快である」というのだ。彼は、早速、翌日（一一月五日）の臨床で分娩に使ってみた。その成果に満足して、以後の産科・婦人科手術には、エーテルでなくクロロフォルム麻酔を常用するとともに、無痛で分娩をさせるためには特に優れていると、学会で発表した。

この麻酔剤の使用は急速に広がったが、賛否こもごもで、その効用について認めないとする人も少なくなかった。ところが、ついに一八五三年四月七日、バッキンガム宮殿で三四歳のヴィクトリア女王が第四王子レオポルド公（後のオールバニ公爵）を出産したとき、クロロフォルム麻酔によってきわめて快適に無痛分娩を終えたことを、宮廷侍医ジェームス・クラーク[39]が公表した。このとき、シンプソンの指導で実際に麻酔をかけたのは、世界最初の麻酔専門医ジョン・スノー[40]であった。この成功で、クロロフォルム麻酔の評価は絶頂に達した。

38　ジェームズ・ヤング・シンプソン（Sir James Young Simpson　一八一一—一八七〇年）
スコットランドの産科医。エディンバラ大学でリストンに師事、のちに同大学の産科教授に就任、産科鉗子の改善や敗血症の予防にも貢献した。初めて、クロロホルム麻酔を医学に応用。

39　ジェームス・クラーク（Sir James Clark　一七八八—一八七〇年）
スコットランドの医師、一八三七年から一八六〇年までヴィクトリア女王の侍医。

実は、このジェームス・クラーク卿は、それまで分娩に痛みは付きものであり、これを人為的になくすることは宗教的にも医学的にも賛成できないと主張していた人物であった。シンプソンの勝利は完璧となったのである。エーテルに比べ、クロロフォルムは使用量が少なくてすむこと、引火の危険性がまったくないこと、揮発性が低く瓶の蓋を開けていてもそれほど急速に蒸発しないこと、気道粘膜への刺激がないこと、不快な臭いがなく、むしろ芳香があること、覚醒が速やかで爽やかなこと、しかも安価なことが利点として挙げられた。

このように、安直に、かつ広く使われるようになって、経験が積み重なってくると、クロロフォルム麻酔にも大きな欠点があることが明らかになってきた。麻酔術者が少なからず吸引してしまうことも問題ではあったが、患者への影響については麻酔を始めた途端に心停止や心室細動など超急性の心機能障害が起こり急死する例の報告が目立つようになってきたのである。また大量に使わない場合、これほどまでに深刻ではないにしろ、術後しばらくしてから腎臓や肝臓障害の現れてくる例が経験されるようになってきた。なにしろクロロフォルム（その分子式は$CH_3Cl_3$）に、さらに一つクロール（塩素）が付加されもう一段だけ毒性の強くなった四塩化炭素（$CCl_4$）は、現在でも、確実に強烈な肝臓障害や肝硬変を惹起しうる薬剤として、動物実験ではよく使われる薬品なのである。クロロフォルムも、それよりは毒性が低いとしても、できるだけ吸入させる量を少なくする必要があるのだ。幸いクロロフォルムは麻酔作用が強いので、肝・腎障害が起こらない濃度でも麻酔効果が得られる。また、急性心機能障害は、麻酔導入時の血中クロロフォルム濃度が急激に高くなることによって引き起こされることが多いから、吸入量の制御を慎重に行い、数分かけてゆっくりと麻酔に導入し、所期の効果が得られたら、吸入量をそれ以上あげず、できる限り低濃度で必要最小限の深さの麻酔を維持することが重要であることもわかってきた。必要最低限で無痛状態を維持し、ガスの吸入を断続的にしながら、患者の意識状態に注意し、必要以上の深麻酔によって意識喪失が過度にならないよう、慎重に麻酔状態を調節することが重要になる。小説や映画などで描かれる鼻孔や口にクロロフォルムを滴下したハンカチをかぶせるとか、クロロフォルムを吸わせたスポンジを置くというような安直な方法では、ス

40　ジョン・スノー（John Snow　一八一三―一八五八年）
イギリスの医師、麻酔と医療衛生の発展に寄与。エーテルとクロロホルムを外科麻酔薬として使用するために投与量を研究し、適切な量を計算した。またコレラの発生原因を追跡したことで、疫学の創始者の一人として挙げられる。

ノーのような麻酔の専門家でも実行は容易でないのである。

## 3 ヨンケルの発明した吸入麻酔器

この実際の経験から考案されたのがヨンケルの吸入麻酔器である。彼は、これをロンドンのサマリタン病院の婦人科医師として働いているときに考案し、同年ロンドンで口演した後、学会誌にその具体的な使用法とともに発表した（図18、Junker, F.E. 1867）。

この装置は図19（日本の大阪で発売されていたヨンケルの吸入麻酔器）が示すように、クロロフォルムの吸入量を容易に調節できるようにとてもよく考案されていて、麻酔術者が患者の意識の様子や全身状態を見ながらゴム・バルーン（図19B）を揉む強さや速さを変え、吸入させるためのゴムマスクを顔から遠ざけたり、鼻や口を覆う程度を調節したりすることによって、術者一人で患者の麻酔を必要最小限度に押さえ、安全に維持することが容易にできる利点がある。また、吐き出されたクロロフォルム・ガスは、マスクの上にある弁（図19g）によって空中に排出される。この排気は、部屋の換気

590 Medical Times and Gazette　MACPHERSON ON CHOLERA IN INDIA.　Nov. 30, 1867.

ORIGINAL COMMUNICATIONS.

DESCRIPTION OF A NEW APPARATUS FOR ADMINISTERING NARCOTIC VAPOURS.

By F. E. JUNKER, M.D., etc.

I BEG to make known to the Profession an apparatus which I have lately devised, and have found very useful in administering chloromethyl and chloroform.

The apparatus is composed of three portions, the cylinder for the anæsthetic (Figs. 1 and 2, *A*), the hand-bellows (Fig. 1, *B*), and the mask or inhaler (Fig. 1, *c*).

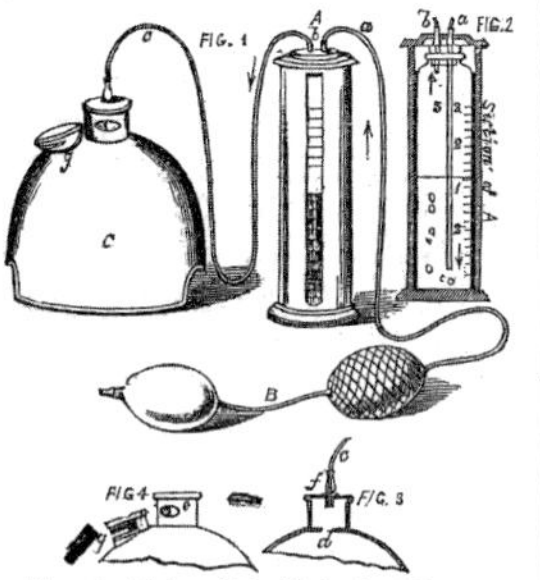


The graduated glass cylinder (Fig. 1, *A*, and Fig. 2) holds two ounces of fluid. It is closed by an airtight top, through which two tubes enter, a long one, *a*, which reaches nearly to the bottom, and a short one, *b*, which ends at the lower level of the stopper. The hand-bellows, *B*, which are the same as those used with Dr. Richardson's spray apparatus, are connected with tube *a*, and force the air into and through the anæsthetic fluid as indicated by the direction of the arrows. The air, impregnated with the vapour, passes through tube *b* into the inhaler, *c*, by means of an elastic connecting tube of convenient length. The glass cylinder fits into a stand made of a non-conducting material lined with velvet, which is necessary to prevent the chloromethyl from boiling when used in a hot room. The stand has a graduated side-slit, in order to enable the quantity of the anæsthetic used to be observed. The cylinder ought not to be charged more than two thirds, in order to prevent a portion of the fluid escaping through the connecting tube whilst working the bellows.

The mask or inhaler, *c*, is made of vulcanite, and has the shape of one half of a hollow spheroid of three inches and a half in diameter at the base and two inches and a half in depth. The rim has two notches for the prominences of chin and nose. In the centre of the mask (Fig. 3) is a hole, *d*, of the calibre of the connecting tube. The chamber above it (Figs. 3 and 4), measuring one inch and a quarter in diameter and one inch in height, has a double fenestrated side-wall, by the turning of the outer portion of which the openings may be either closed or opened. Through the top a short tube, *f*, enters into the chamber, projecting a quarter of an inch within it, and outside to a sufficient length so to fix the connecting tube. This chamber prevents the freezing up of the end of the tube *f*, which would otherwise sometimes happen, if the end of the tube were exposed immediately to the warm breath of the patient during the administration of chloromethyl. The sideway ventilator of the chamber admits an additional supply of air if chloroform is used. At the side, corresponding to the openings of mouth and nostrils, the mask is furnished with a protector valve (Fig. 4, *g*) to discharge the expired air.

This apparatus is very safe and convenient in its use, and a very small quantity of the anæsthetic and a shorter time is required for narcotisation. The quantity of the anæsthetic supplied is easily regulated by a mere gentle pressure of the bellows.

Dr. Richardson has kindly undertaken to calculate the quantities of chloromethyl and chloroform taken up into the air and discharged by each pressure of the bellows at a given temperature. The result of his investigation I will communicate in a future letter, as well as some account of various cases in which chloromethyl and chloroform have been used, and endeavour to note their comparative value.

This apparatus has been constructed by Messrs. Krohne and Sesemann, of 241, Whitechapel-road, who have also added to it a spray-jet for local anæsthesia. It may be used as an inhaler for other volatile substances.

The whole, with phials for chloroform, chloromethyl, and compound anæsthetic ether, is fitted into a small portable bag or case, and forms a complete "anæsthetic compendium."

36, Mount-street, W.

**図18**●1867年ヨンケルが吸入麻酔器の発明を発表した英国医学雑誌の記事（*The Medical Times and Gazette*, 590, Nov. 30, 1867）

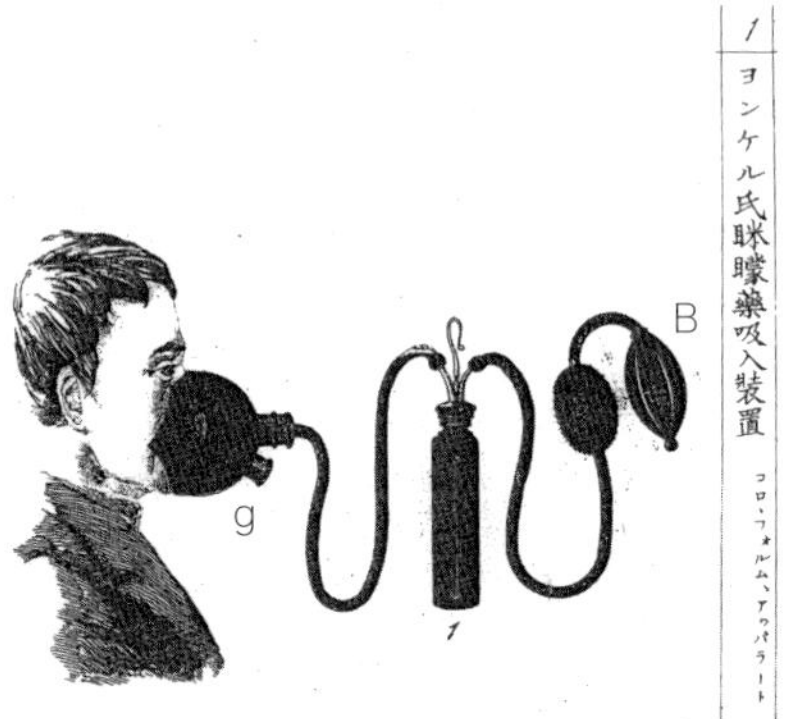


**図19**●医療機器会社 白松（大阪）のカタログに掲載されたヨンケルの吸入麻酔器（1886年）（記号Bおよびgは著者による追記）

さえ良ければ、ハンカチなどの上に滴下されたクロロフォルムの場合とは違って、そのまま蒸発し高濃度で室内に拡散して術者にも吸入されるような恐れはない。麻酔剤が室内の空気とはできるだけ隔離されるようになっているというこのアイデアは、後に閉鎖式循環系に発展する方向を示していた。

さらに、このヨンケルの吸入麻酔器の大きな利点は、この装置が軽く、小型で、持ち運びにとても便利にできていることである。発表されてから五〇年ばかりの間に、この装置が世界の外科・産科領域で愛用されさまざまの応用状況に合わせて、わずかな部分的変形を加えただけの改変型がいくつも出現したことは、この吸入麻酔器が原理的に優れていたことを端的に示している。

また、ヨンケルのこの発表論文（図18）には、装置が Messers. Krohne and Sesemann で入手できることが書き添えられ、その上、店の住所も Whitechapel-road 241 番地と明記してあり「そこでは装置と一緒にクロロフォルムやクロロメチルおよびエーテル化合物を詰めた小瓶も発売されている」と親切に書き添えられている。ただ、ここに書かれている〝chloromethyl〟は文字通りに解釈すれば塩化メチル（$CH_3Cl$）のことだが、これは常温で気体であり、とても小瓶にいれて市販できるようなものではない。多分、ここで言うクロロメチルはディクロロメチレン（$CH_2Cl_2$）のことであろう。これは、エーテルに似てきわめて揮発しやすい液体でクロロフォルムに類似の化合物である。

図20は一九世紀中ごろに欧州では最高の（＝世界一の）外科医として名が高かったスペンサー・ウェルズが開腹手術（卵巣腫瘍の摘出術）をしているところだが（石炭酸水のリスター式噴霧消毒器が誇らしげに描かれているところから日付は噴霧消毒器が最初に使われた一八七五年ごろと推定される。この噴霧消毒は術者の喉も痛めるのでまもなくリスター自身が廃止した）、右端の麻酔医が手にしているのはヨンケルの吸入麻酔器である。ヨンケルは、一八六七年頃から一八七〇年代にかけて、しばしばウェルズの手術で麻酔を担当していたことが知られているが、一八七五年頃には京都におり、ここに描かれている術者はヨンケルではない。この麻酔医が頸から紐でぶら下げているクロロフォルム容器はケースから出した裸のガラス瓶だが、こんな小型の容器でも、普通の手術には（開腹手術でも）十分に足りるクロロフォルムを容れておくことができる。エーテルでは、こんなに少量ではすまない。

ヨンケルの麻酔器の可搬性は抜群である。戦陣外科や突発的な事故で現場での麻酔が必要な場合、これは特記すべき利点と言わねばならない。

この麻酔器が最初に世に現れてから約一六〇年経った現在、麻酔学の中でどのような評価が確立しているか、現行の南山堂『医学大辞典』の「麻酔器」の項をみてみよう。見出しに「麻酔器」とあり、「吸入麻酔を行なう際に使用する器機で、一八六七年、ヨンケル（ドイツ）がエーテル・クロロフォル

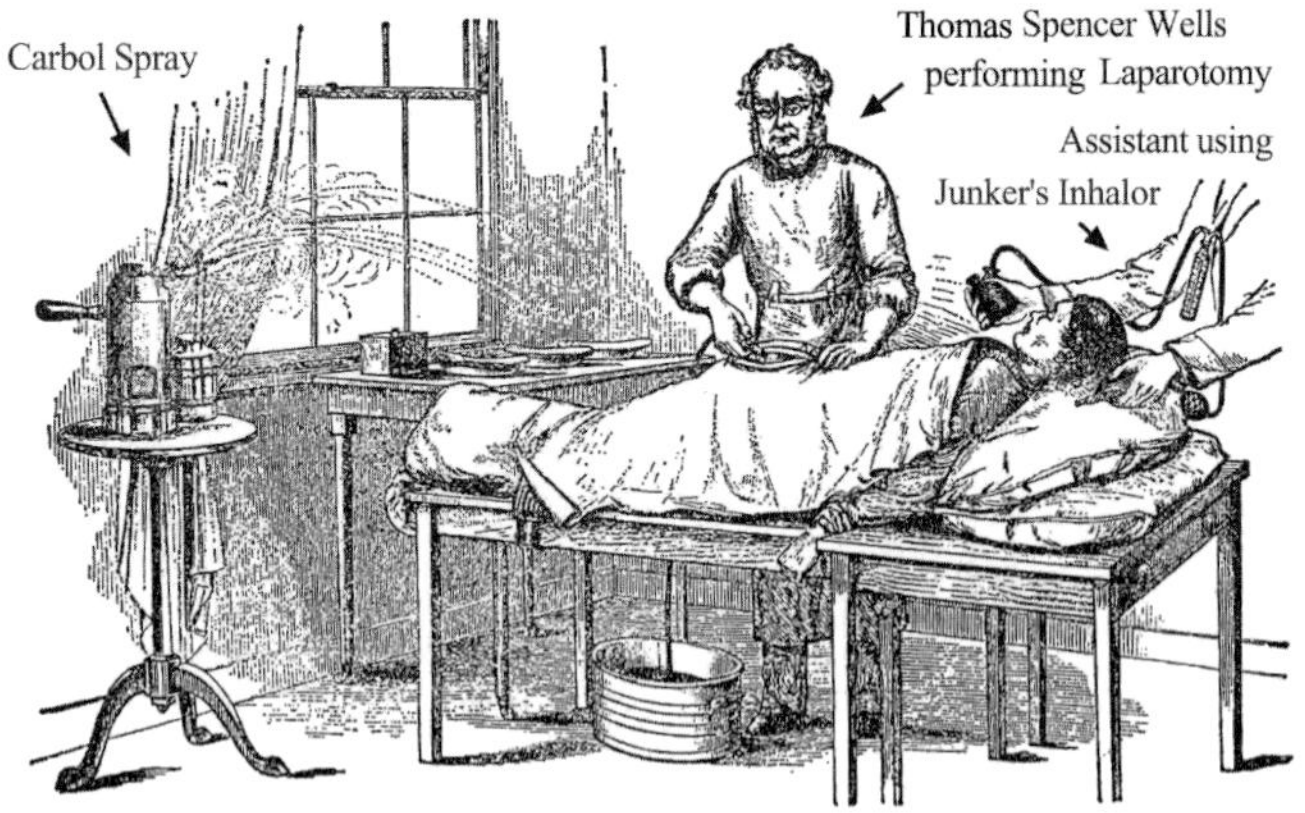


**図20**●高名な外科医スペンサー・ウェルズは1870年以前から逸早くヨンケルのInhalorとリスターの石炭酸消毒法を全面的に導入していた。スペンサー・ウェルズ著『卵巣・子宮腫瘍について』（1882年）

ム・クロルエチルの気化器を考案し、産婦人科手術に応用した。現在では、笑気、酸素および空気のガス流量計、ハロタン、エンフルラン、イソフルラン、セボフルランなどの揮発性吸入麻酔薬の気化器がとりつけられ、正確な濃度の吸入麻酔薬、酸素が患者に吸入される。……しかし一九五五年頃に完成されたガス補給部と、吸気弁、炭酸ガス吸収装置を含む基本的構造はほとんど変わっていない」とあり、彼が先鞭をつけて確立した原理が、補助装置が付加されて閉鎖系とはなったものの、麻酔学の基本として通用していることを明らかにしている。

## 4 ヨンケルの麻酔器と明治維新とウイリス

ヨンケルがロンドンで麻酔器を発表した年が一八六七年であって、明治維新の勃発する前年であることに注意してほしい。というのは、ちょうどこの頃、イギリス領事館付医師ウィリアム・ウイリス（図3）は在日六年を越え、英国領事パークスの上申によって、ヴィクトリア女王の裁可を得、英国領事館副領事に任命されようとしていた。彼は、今や、神戸と横浜の間を軍艦に乗って往復しながら、医師としてのみならず、イギリスの国益を担う最前線の外交官としても、ますます重要な役目を果たしつつあったのである。

ウィリアム・ウイリスが初めて日本に来たのは一八六二年（文久二年、明治維新の六年前）のことであった。彼はエディンバラ大学医学部を卒業して、ロンドンのミドルセックス病院でPhysician's Pupil（前期研修医に相当）を一年と六ヵ月の間だけ務めた後、志願し、イギリス外務省に医官として採用されると直ちに日本に向けて出発した。これをみると、臨床医師としての実地の訓練はほとんど受けていないうちに、早々と外地の領事館付医官として派遣されたことがわかる。彼は筆まめな性質であり、船便のあるたびに手紙を交換し故国との通信係としての役割も果たすようになるが、これは彼が常に本国からの情報を得て医学や外交の勉強を続ける必要があったのとも関係があるだろう。

当時の日本は、現在のアフガニスタンやシリア以上に外国人にとって危険な国だった。長崎や神戸や横浜の港町の一郭などの特別な地域以外に外国人が立ち入ることは禁止されており、あえて立ち入れば尊王攘夷の浪人の襲撃に遭い日本刀で斬りつけられる危険性はきわめて高かった。しかも、江戸時代には、相手が武士でないなら、無礼を理由に、問答無用で切り捨てても罪にはならない、というような不文律が通用する士族社会がつくられていたのである。

果たせるかな、江戸到着後三週間も経たない内に、品川の英国仮領事館に充てられていた東禅寺で、護衛を担当していた松本藩の武士が、英国海兵隊の伍長を殺害するという事件が起きた。代理領事のセント・ジョーン・ニール中佐（Edward St. John Neale）は、横浜に退去するという決断を下し、ウイリスらは横浜の領事館に移ったが、そこでも二ヵ月経つと「生麦事件」が発生した。それは、乗馬で遠乗りに出かけていたイギリス商人リチャードソン（Charles Lennox Richardson）と友人のアメリカ婦人ら総勢四人が、横浜郊外、東海道沿いの生麦村で薩摩藩の島津（久光）公の行列に出くわし、下馬せずそのまま行き過ぎようとして供侍に斬りつけられ、リチャードソンがその場で重傷を負うという事件が起こったのだ。急を聞いて、ウイリスが手術道具の入った救急箱を引っ掴んで馬で現場へ一番に駆けつけたが、リチャードソンはすでに虫の息で倒れていた。結局、ウイリスは何もできず検屍するにとどまった。同行の婦人らは大慌てで外国人居留地にたどり着き、アメリカ領事館に逃げ込んでいて米人医師ヘボン[41]の治療を受けるなど大騒ぎとなり、その後薩英戦争までに発展した。

それから六年経った一八六八年にも、ウイリスがイギリス領事パークスらと神戸にいたときに戊辰戦争が勃発した。驚いた彼らが外国人居留地に逃げ込んだとき、四〇〇人近い岡山藩兵が居留地を取り囲み発砲するという事件が起きた。

これらの事件が起きるたびにウイリスは常にイギリス国の医師として頼りにされ、本国外務省の全面的な支援を受けて活躍していた。一八六八年に、彼はその活躍を認められ、ヴィクトリア女王から特別に英国副領事に任命された。

41　ジェームス・カーティス・ヘボン（James Curtis Hepburn　一八一五―一九一一年）
米国長老派教会の医療伝道宣教師、医師。幕末に来日し、横浜で医療活動に従事。初の和英辞典を編集し、ヘボン式ローマ字を広めた。明治学院（現在の明治学院高等学校、明治学院大学）を創設し、高等教育にも尽力。

一年前にロンドンで発表されたヨンケルの吸入麻酔器の情報は、このような状況におかれたイギリス領事館付の医師にとってきわめて大切で有用なものであった。それは、彼の背後にいたイギリス外務省が誰よりもよくわかっていた。彼らは国を挙げてウイリスにできるだけの支援をしようと体制を強化していたのだ。

十数年前のクリミア戦争で、戦時病院からの支援要求に対応が後手後手にまわり国民の不評を買った経験は手痛いものだった。一八五四年、クリミア戦争当時、外務大臣シドニー・ハーバード（Sidney Herbert）は、スクタリの病院への医療装備の支援が足りないことで、ナイチンゲールからマスコミも巻き込んで厳しく責められていた。

今から考えても、どこへでも持ち運べ、助手が一人しかいない場合にでも簡単に麻酔がかけられ、少量でもよく効くクロロフォルム麻酔は、政情不安の日本へ派遣されたイギリスの医師にとって必須のものだったはずだ。しかも、この麻酔器は〝イギリスの若手医師〟ヨンケルが発明し、ロンドンで直近（一八六七年一一月）に、論文にまとめ印刷公表した最新式のものだったのだ。その上、これは安価でロンドン市内の医療器械商から、いくらでも入手できることをヨンケルが保証していた。イギリス外務省が、一八六八年一月には神戸港にいたウイリスに対して、このセットをすばやく送り届け、その後も多数のセットを日本の英国領事館を通じて送り続けたことは間違いないだろう。

ウイリスは、イギリス人医師としては一人だけで、各地で未経験の日本人医師に麻酔法を教え、自身は最新の外科治療を施しながら、京都の薩摩藩軍事病院である養源院を振り出しに、越後高田から柏崎へ、さらに新潟から新発田経由で会津に遠征し、東京に凱旋するまで獅子奮迅の勢いで働いた。その間、助っ人としては、戦陣外科や麻酔の経験のまったくない日本人の医師を助手として使うだけで（彼の言によれば）「六〇〇人もの重傷者を、最新のクロロフォルム麻酔を用いて手術し、一〇〇〇人に及ぶ負傷者の治療を処方（指導）した」のである。多数のヨンケルの吸入麻酔器と大量のクロロフォルムが必要だったはずだ。彼の継続した活躍を見る限り、これらの資材が不足することなく、イギリス本国から彼の手元に送り届けられ続けていたことは間違いない事実として認めてよいだろう。

**参考文献**


● Junker, F.E.: Description of a new apparatus for administrating narcotic vapours. Medical Times and Gazette, ii, 590. Nov. 30, 1867
● ウィリアム・ウィリス没後１００年追悼特集号　鹿児島大学医学雑誌47　Supplement1　一九九五年
● 幕末維新を駆け抜けた英国人医師：甦るウィリアム・ウィリス文書　大山瑞代訳・吉良芳恵解説　創泉堂出版

二〇〇六年
- 明治維新と英医ウイリス　鮫島近二　鮫島達也発行　昭和四八年
- 医学の歴史2　メディカルサイエンスの時代①　Cシンガー・EAアンダーウッド著　酒井シヅ・深瀬泰旦訳　朝倉書店　一九八六年
- Simpson J.Y.: Account of a New Anaesthetic Agent as a Substitute for Sulphuric Ether in Surgery and Midwifery. Linsay & Blakiston, Philadelphia, 1849
- Editorial: The bicentenary of James Young Simpson (1811–1870), Anaesthesia, 66, 438–440, 2011
- Wells, T.S.: On Ovarian and Uterine Tumours. London, 1882
- 南山堂医学大辞典　第一八版　一九九八年
- 華岡青洲と麻沸散：麻沸散をめぐる謎　松木明知　真興交易（株）医書出版部　二〇〇六年
- 華岡青洲先生及其外科　呉秀三　思文閣　一九七一年

# 第4章　日本の近代精神病学のあけぼの
## ——ヨンケルが持ってきたヨーロッパの近代精神病学

## 1　ヨーロッパにおける精神病学の事情

京都療病院の最初のお雇い外国人教師ヨンケル・フォン・ランゲックが京都に到着したのは明治五年九月だったが、今回は、この時点から更に、彼の大学卒業時点まで話をもどして、日本の精神病学への彼の寄与の背景を見ていくことにしよう。第I部にも述べたが、彼は一八二八年ヴィーン生まれで、一八五三年にヴィーン大学医学部を卒業していた。

彼が大学を卒業した一九世紀のちょうど中ごろは、オーストリア帝国の全世界における政治的権勢はすでにピークを過ぎてはいたが、ヴィーンは神聖ローマ帝国の首都となって以来、六四〇年の歴史を誇る芸術の都としてハプスブルグ家が蓄積してきた文化の伝統に陶酔している余裕があり、医学や芸術においても世界最高のものを追究する姿勢を堅持していた。街には次々と繰り出されるヨハン・シュトラウスの新作音楽が溢れ、帝国に黄昏がせまっている気配はほとんど感じられないような時代だった。この間までフランス語が公用語の一つとして広く通用していたヴィーンは、ヨーロッパの中では特にパリに影響されるところが大きかった。精神病者に対する対応にしても、ピネル[42]やエスキロール[43]の提唱する心理的・人道的治療の原則（*Traitement moral*）がパリから浸透するのも早かったのである。

パリでは、フランス大革命の精神的高揚に乗って精神病者を鉄格子付の病室や鉄鎖から開放する運動が盛り上がってきていた。ヴィーンでもまた、皇帝や宮廷人たちを初めとして官僚たちまで、ハプスブルグ家の威信にかけて、この「自由と民権を尊重する方針」に沿ってヨーロッパ随一の施設と制度を備えた精神病院を逸早く設置し、惨めな状態に置かれてきた精神病者に対し、フランス以上の温情を施し救済しようとする姿勢を明確に打ち出してきていた。

その理念の具体化として完成したのが、一八五三年（ちょうどヨンケルが医学部を卒業した年）にヴィーン市の環状道路（リング）に接した丘陵地帯に竣工したオーストリア国立の精神病院[44]（Kaiserlich-Königliche Irrenheil- und Pflege Anstalt in Wien）であった。この全体の配置図は図21に示されているが、敷地は六万坪を越え、図中に描かれた病院本館の周囲には作業療法のための広々とした農園があり、その周りには患者が逍遥するための庭園が整備されていた。図22は、これを正門前から（図21で

42 フィリップ・ピネル（Philippe Pinel 一七四五―一八二六年）
フランスの医学者、精神科医。患者の人権を重視し、人道的心理学臨床のもと、人道的精神医学の礎をつくった。

43 ジャン・エティエンヌ・ドミニク・エスキロール（Jean-Étienne Dominique Esquirol 一七七二―一八四〇年）
ピネルの第一の弟子。ピネルとともに一九世紀前半のもっとも重要な精神病学者。

44 オーストリア国立の精神病院
一八五三年にヴィーンに建設された帝国・王立精神病院「プフレッゲ・アンシュタルト」は、従来の監獄のような施設ではなく、オーストリア分離派の美学に基づいて設計され、患者の状態に応じて使い分けられるよう、多くのパビリオンが設けられた。

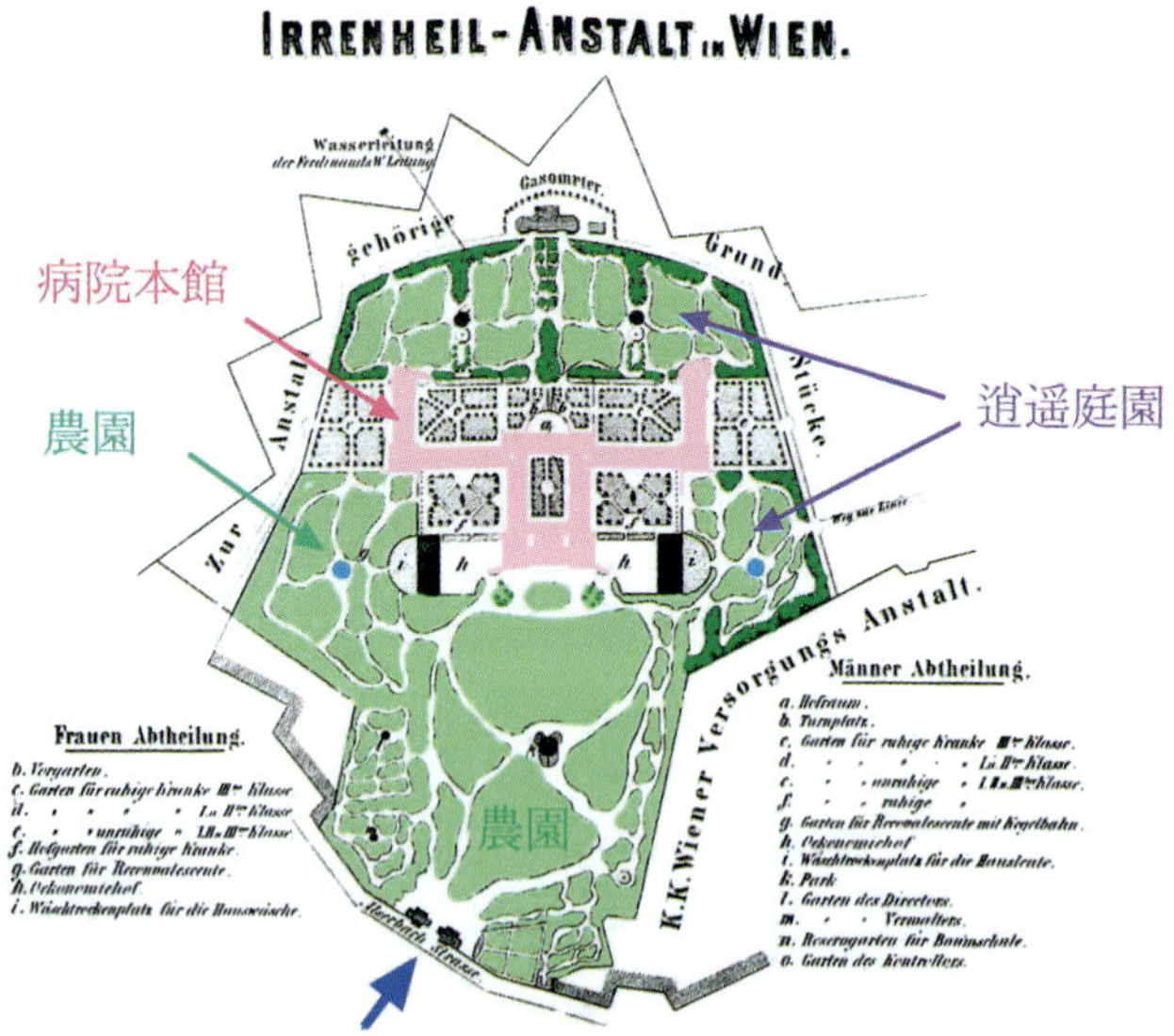


**図21**●1853 年　新しくヴィーンにできた近代的精神病院
（Eberhard Gabriel、Helmut Gröger 著『写真が語るウィーン精神医学史』（1997 年）より）

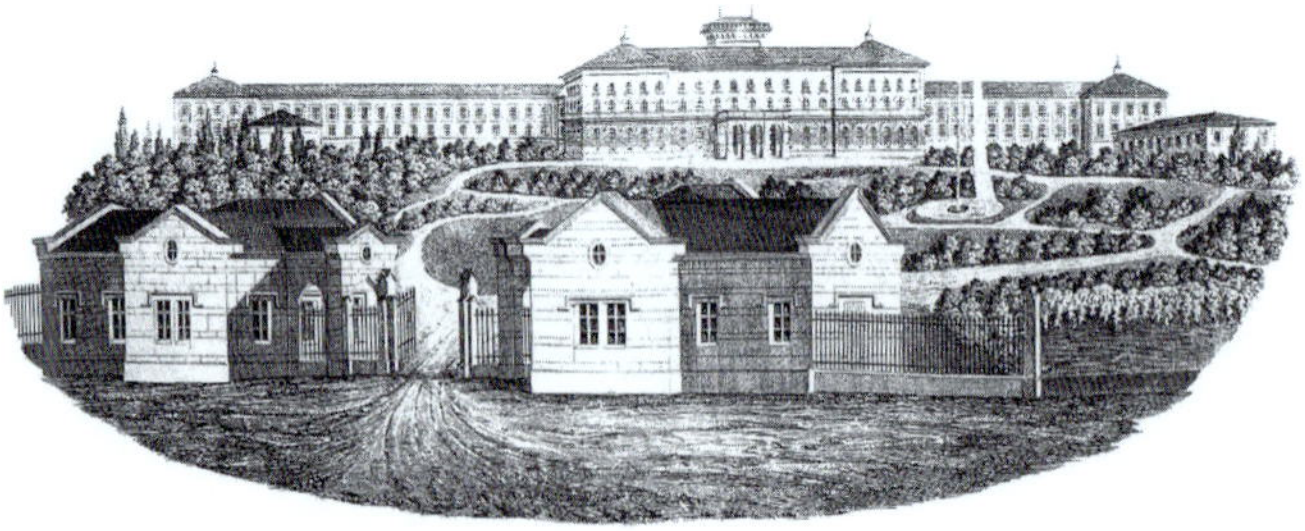

**図22**●フランツ・ヨーゼフ一世の建てた壮大なヴィーン精神病院の全景
（Eberhard Gabriel、Helmut Gröger 著『写真が語るウィーン精神医学史』（1997 年）より）

左下に描かれた青色矢印の方向に向かって）眺めた、精神病院の全景である。ヨンケルが、卒後二〇年近く経って日本に招かれ、京都府から新しい癲狂院（てんきょういん＝精神障がい者の治療・保護の目的でつくられ，入院と通院設備を備えた施設）の設置に関し諮問されたとき、心に浮かんだ理想的な精神病院のイメージは多分この図のようなものだったのであろう。

この病院がヴィーン市に完成したとき、最初の何代かの院長には純粋な臨床医が任命されていたが、一八六六年になると、そこへベルリン大学のグリージンガー[45]の活躍に刺激された病理学者ロキタンスキー[46]の強く推薦するマイネルト[47]が病理解剖医として着任することになった。彼は院長のシュラーガー[48]

45 ヴィルヘルム・グリージンガー（Wilhelm Griesinger　一八一七―一八六八年）
ドイツの神経科医、精神科医。精神疾患は神経や脳の病気であるという認識から、精神病患者の治療改革に着手し、精神医学の概念を変容させた。

46 カール・フォン・ロキタンスキー（Carl von Rokitansky　一八〇四―一八七八年）
オーストリアの医師、病理学者、人文主義哲学者、自由主義政治家、ヴィーン医科大学の創設者。また、解剖による剖検法を開発し、その活躍ぶりは「四五年間、七万件の解剖を監督し、三万件以上の解剖を行い、平均して一日二回、週七日行ってきた」と伝えられている。

と対立しながらも、病院精神病理医としての修練を積み、一八七〇年に病院部門での教授になり、ついで一八七五年、臨床医学者ライデスドルフ[49]が精神病学の病院教授に就任すると、マイネルトは大学の精神医学部門を統括する正教授に昇任し、両者の間に理想的な協力関係が成立するようになった。これは、グリージンガーの主張、つまり「精神病を脳の疾患として統一的に説明し理解したい」とする方針に共感するものだった。この方針に沿って、精神病の症状の正確な記載を集積するという病院精神医学と、その原因としての脳病変から病理学的に症状を説明するという大学精神医学教室が、その臨床・基礎のスタンスを両立させつつ、同時に精神病学の専門医を育てるという共通の大目標に向かって協力的に運営される体制ができたのである。このようにして、病院の精神病学部門と大学の精神医学教室という比翼の鳥のような体制が完成し、精神医学は飛躍的な進歩を遂げるようになった。

マイネルトは、よく知られているように、大脳皮質が六層構造からなることやその特徴が局所的に異なっていること、その構造が英知の担い手であることなどの事実を発見し、やがてブロードマン[50]が大脳皮質の細胞構築を更に詳しく研究して大脳の機能局在につながる組織学的研究を完成する基礎を築き、一方では弟子のフロイト[51]が脳の機能学や心理学を研究する新しい学問のジャンルを開く基盤が、このヴィーン大学付属の精神病院での研究から生じてきたのである。

47 テオドール・ヘルマン・マイネルト（Theodor Meynert　一八三三―一八九二年）
ドイツ・オーストリアの精神科医、神経病理学者、解剖学者。脳の発達の障害は精神疾患の素因である可能性があり、特定の精神病は可逆的であるとした。また脳線維解剖学の研究を推進、脳各部の構造と機能を説明し、これによる精神病分類を試みた最初の人として知られている。マイネルト基底核は彼の名に因む。

48 ルードヴィヒ・シュラーガー（Ludwig Schlager　一八二八―一八八五年）
オーストリアの精神科医。精神病院のさまざまな規制とその法的基盤を研究、調査し、医療システムの改善に尽力したが、精神病者に関する法律までは変えることができなかった。

49 マキシミリアン・ライデスドルフ（Maximilian Leidesdorf　一八一八―一八八九年）
オーストリアの精神科医。主に身体的疾患と精神疾患の相関関係について研究した。一八八六年にはバイエルン王ルートヴィヒ2世の精神状態について助言を求められた。

50 コルビニアン・ブロードマン（Korbinian Brodmann　一八六八―一九一八年）
ドイツの神経精神科医。大脳皮質をマッピングし、組織学的特徴に基づいてブロードマン野として知られる五二の異なる領域を定義した。

51 ジークムント・フロイト（Sigmund Freud　一八五六―一九三九年）
オーストリアの心理学者、精神科医。精神分析学の創始者。心理性的発達理論、リビドー論、幼児性欲を提唱した。エディプス・コンプレックスは、フロイトが提示した有名な概念。

ヨンケルは、この間、ヴィーンやロンドンに住みながら、卒業以来、彼の故郷で母校を中心に発展していく精神病学・脳科学の滔々たる流れの源流を目撃し、深く心を惹かれたはずだ。

ヨンケルがロンドンのサマリタン病院で一〇年間ほど麻酔を研究している間に、同じ市内のセント・メアリー病院（St. Mary Hospital）の精神科の臨床部門では、彼より四歳若いヘンリー・モードズレイ[52]という精神科医が活躍していた。モードズレイは、若いにもかかわらず早くにロンドン大学から特任臨床教授の資格を与えられ、舅のコノリー[53]（この人は英国で逸早く無拘束主義 Non-restraint system を採用した精神病医として知られている）の主義上の同志として、フランスのピネルやエスキロールの革命的な考えを全面的に採用して活動している先鋭的な精神科医だった。モードズレイは、若いとはいえロンドンではすでに名が通っていた。ヨンケルとモードズレイは年頃も同じくらいであり、専門こそ違え同じロンドン市内の病院で働いていた研究志向の強い医師だったから、互いに共感をもって理解しあえる仲だった可能性が高い。

モードズレイは臨床家としても、学者としても傑出した人であった。初めは自宅で、やがてコノリーの広い邸宅を相続し、そこで開業しながら財をなし、最後はその全財産を寄付して、今も世界的に有名な精神病院であるモードズレイ病院を設立するのに貢献したのである。現在、このモードズレイ病院は、アメリカを筆頭として全世界から最も多くの精神医学の卒後研修医の集まる病院として有名になっている。

さて、ヨンケルはライプツィヒ大学教授会の推薦を受けて来日を果たしたが、予想される日本での仕事の中には精神病院の計画も含まれていた。彼にとって、京都で実現すべき内容のうち、最も自己経験の足りないのは、この精神病に対する医学的対応であった。彼の、その時点の状況を考えれば、当然これには若くしてすでに高名でもあり、近所にいて話がわかるモードズレイのクリニックを訪ね、さまざまの教示を受けるのが最も有効であったはずだった。その現場で精神病院の設備を見学しながら監護の具体的なやり方を教わり、彼にベストな教科書について相談し、モードズレイが一八七二年に

52　ヘンリー・モードズレイ（Henry Maudsley　一八三五―一九一八年）
イギリスの精神科医の先駆者。医学や文学のトピックに関する優れたエッセイストとしても有名。

53　ジョン・コノリー（John Conolly　一七九四―一八六六年）
イギリスの精神科医。一八三九年、ミドルセックス軍精神病院の医師となり、精神病患者の治療に非拘束の原則を導入し、イングランド全土に普及させた。

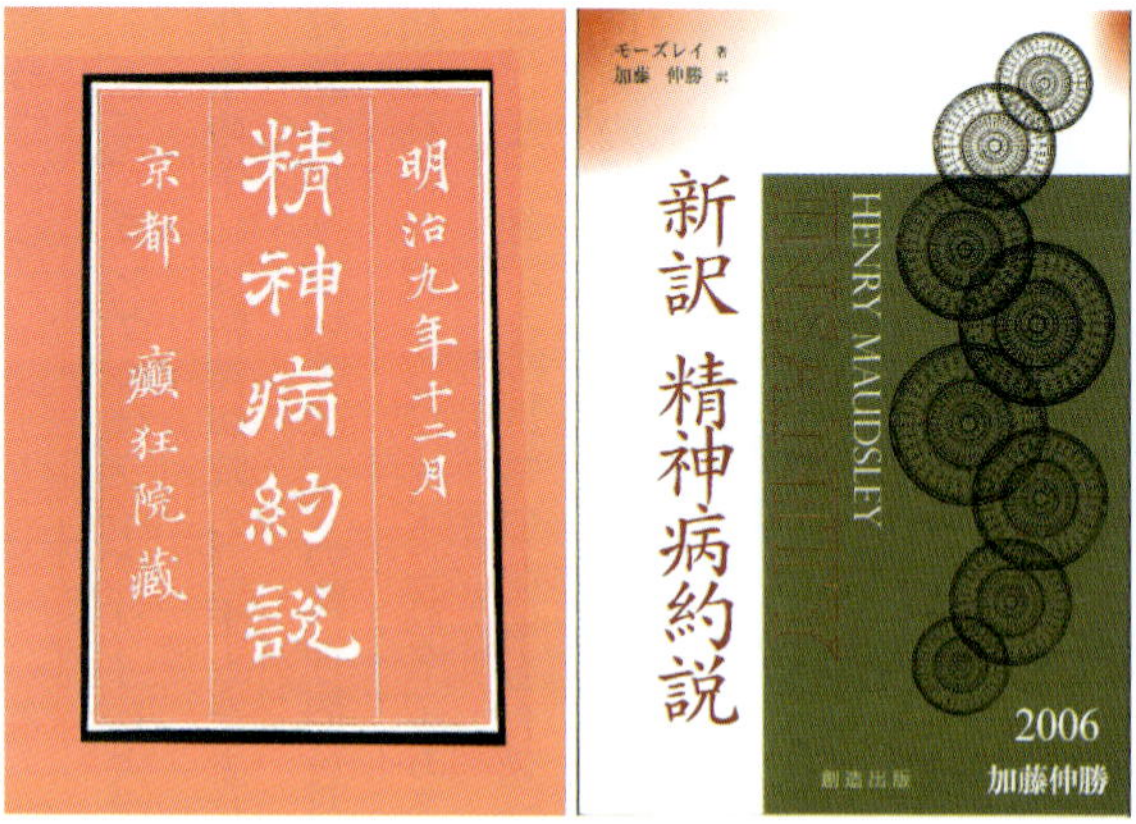


**図23**●神戸文哉訳の『精神病約説』（左、明治９（1876）年）と加藤伸勝の『新訳精神病約説』（右、2006 年）

書き上げたばかりの〝Insanity〟を直接彼から入手して、日本へ向けて出帆したと考えられる。ただ、ヨンケルはそれまでもヴィーンを中心とする精神医学の発展をリアル・タイムで目撃していたから、これは決して付け焼刃ではなかったと言えるだろう。

　京都で精神医学にはまったく知識も経験もない神戸文哉[54]が、ヨンケルからこのモードズレイの〝Insanity〟を与えられ、明治九年発刊の日本初の精神病学教科書『精神病約説』（図23）の翻訳に挑戦したとき、まともな英語辞書もない中でほとんど誤りのない翻訳をすることができたのは、いま考えてみると不思議だが、これは指導に当たったヨンケルがモードズレイ直伝の完全な適訳を神戸にアドバイスしたためと考えるとよく理解できる。

京都府立医科大学精神科教授だった加藤伸勝は東京都立松沢病院院長を退任したのを機に、この〝Insanity〟を新たに翻訳することを思いつき、二〇〇六年に『新訳精神病約説』（図23右）と題して「新訳」を出版した。そのとき、神戸文哉の翻訳（図23左）と詳しく比較してみたところ、精神医学の専門術語はもちろん内容の英語的表現など、日本の誰もまったく知らないはずの明治初期に、医学的にみてほとんど誤りのない翻訳が行われているのを発見して大いに感心したのである。

この状況は、神戸文哉の訳本『精神病約説』の序文（図24）中の本文および読み下し文で記した個所に、「因みて、教師ヨンケル氏と相謀り、更に欧米の諸書に就きて余力を遺さぬまで講究研磨し」云々と簡潔明快に書かれているのを見れば推察できる。その意味は、具体的に多分こういうことだったと思われる。

54　神戸文哉（かんべ　ぶんさい　一八四八―一八九九年）
明治期の医師。モードズレイの西洋精神医学書『精神病約説』を翻訳し、日本における近代精神医学の礎を築いた。

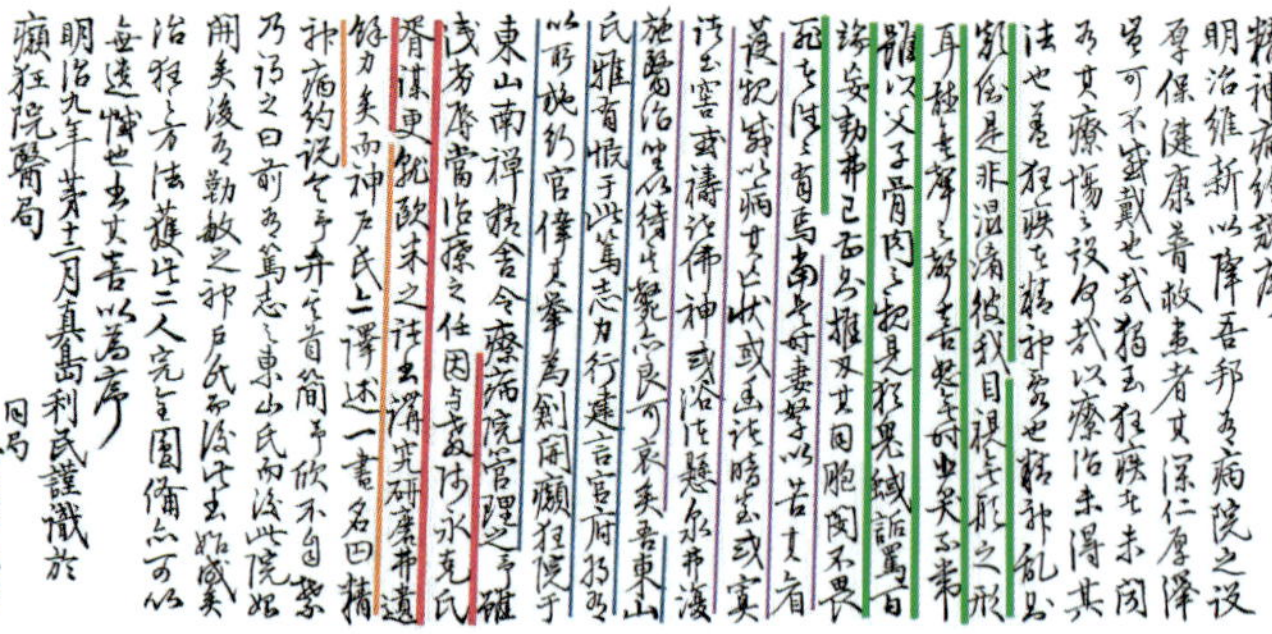

神経病約説　序

明治維新以降吾邦病院の設え有りて厚く健康を保ち普く患者を救う其深仁厚澤あに感戴せざるべけん哉。独り狂疾者に至りては未だ其療場之設有るを聞かざるは何ぞ哉。療治未だ其法を得ざるを以て也。蓋し狂疾は精神悪しき也。精神乱れば則是非を顚倒し彼我を混淆す。目は無形を視、耳は無声之声を聴き、喜怒時無く悲笑常ならず、父子骨肉之親を以てすと雖も猶鬼に見えて罵声百端妄動止まず。甚だしきは則ち刃を其同胞に擁して慨として死の畏れを知らざるもの往々にして有り。

是の時に当たり妻子もってその看病に苦しみ親戚以てその凶状に病み或いはこれを暗室に幽閉し或いはこれを地下の穴倉に隠し或いは これを神仏に祈り或いは懸泉に浴せしめ又 医治を施さず座して斃死するを待つ 真に哀れなり

吾が東山天華氏此れに概あり篤志力行 官府に建言し以って将に施行する所あらんとす。官その挙を偉とし 為に東山南禅寺精舎に顚狂院を創開し療病院をして之を管理せしむ。

予浅学と雖も辱くも治療の任に当たる。因みて教師 ヨンケル氏と相謀り更に欧米の諸書に就きて余力を遺さぬまで 講究研磨し一方、神戸文哉氏は精神病約説と名付けたる書物を訳出し予をして其首簡を弁ぜしむ。予欣び自ら禁ぜず、すなわち之に題して曰く、前に篤志家東山氏有りて 後この院始めて開かる矣、復た勤敏之神戸氏有りて而して後此の書始めて成るなり。治狂の方法此の二人を獲て完全円備す。亦以て遺憾無き也。其喜びを書し以て序となす。

明治九年第十二月真島利民顚狂院医局に於いて謹識す。

**図24**●神戸文哉訳『精神病約説』(明治９年、京都療病院刊)の序文。(下段は著者による書き下し文)精神病者の症状や其の家族の苦しみ、東山天華とヨンケルの寄与などが簡潔に書かれている。

ヨンケルは彼の理想を実現するため、この〝Insanity〟を本邦初の日本語精神病学教科書翻訳へのテキストに使い、癲狂院で未経験の医師たちが理解できるまで他の欧文参考書をも使用しつつ、内容について徹底的なディスカッションを交わしながら、神戸を含む数人の日本の医師たちに実践的な精神病学を叩き込んだのであろう。彼らは、一年ほど前からすでに、目の前に年間一〇〇から二〇〇人近い精神病患者を実際に入院させていて、現実に観察・診断・治療を行いつつ、まさにベッドサイドの臨床修練を受けたのである。患者を前にしての臨床授業だったから、必死で勉強せざるを得なかったはずである。これは、その時点まで日本にはかつてなかった、ヨーロッパ医学直伝の精神医学の(言うならば専門医のための)実地修練であった。

京都癲狂院におけるヨンケルの寄与を見ると、もし彼に十分な時間と資金とスタッフが与えられたならば、グリージンガーやマイネルトが狙っていたような、卒後の臨床精神医学研修を癲狂院で行い、研究や医師の養成は療病院で時間をかけて行うというような精神病学上重要な運営をここで実現できたのではないかとすら思われる。ただ、これは彼自身や彼の弟子の皆が望んだとしても、彼の任期中には物理的にも不可能な話だった。

一方、話はもどるが、明治五年、ヨンケルは京都に到着すると、直ちに最初の仮診療所を鴨川西岸の御池通り近傍（木屋町二条下ル上樵木町）に開くのと平行して、一二月から開院することに決まっていた三条粟田口青蓮院の仮療病院の開設のために京都府のスタッフとともに急ピッチで準備を進め、無事に予定通り、一二月一日のオープニングに漕ぎ付けた。まさしく三面六臂《さんめんろっぴ》、一人何役もの活躍だった。第2章で述べた通り、このときに日本最初の「医療情報システム」ともいうべき「カランケン・カルテー」システムを立ち上げ、また、療病院のシンボル・ロゴとして、それまで日本になかった赤十字のマークを公的に採用したのである。赤十字の使用は、ヨンケルが国際赤十字運動の出発点となったソルフェリーノの戦いに軍医として参加し、この運動の誕生の時点からジュネーブ条約の成立まで、関係者の一人として親しく目撃してきたという事情が生かされたものであった。

## 2 ヨンケルによって一変した京都の精神病治療

ところで、京都府では、精神病に関して平安の昔から伝説的な神仏だのみの治療が行われており、南久世の大日堂と岩倉の大雲寺が特に名高いセンターになっていた。ここでの治療については、北山病

*column*

コラム06

## フィリップ・ピネルの理念

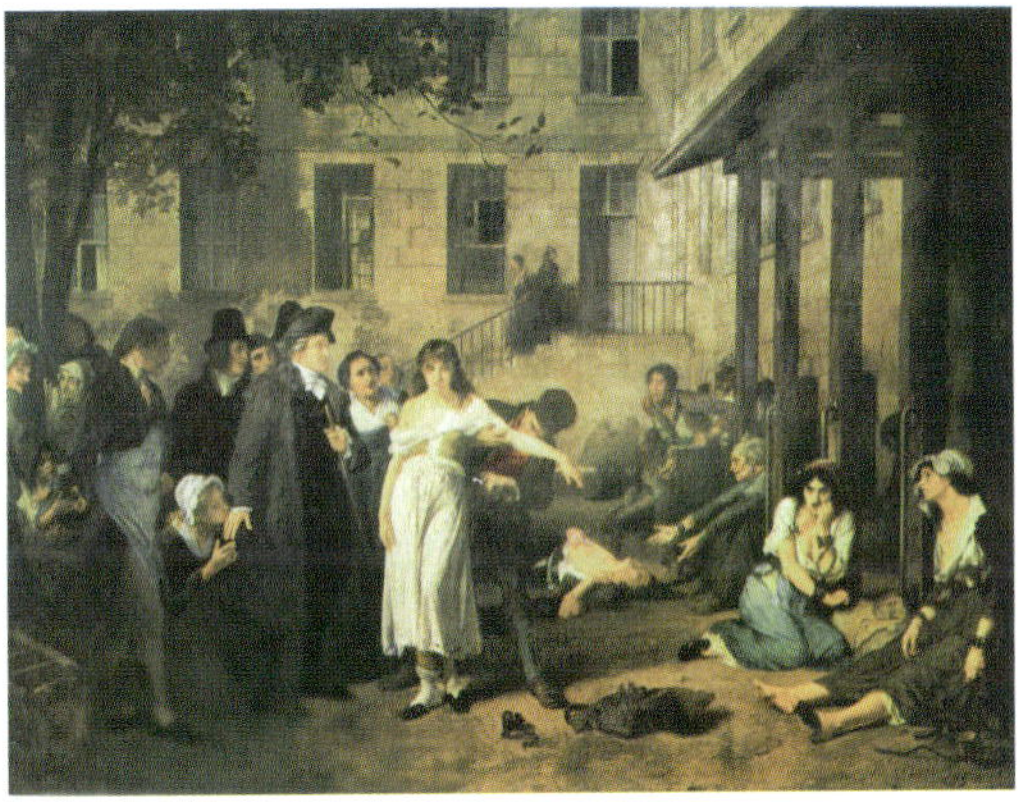

鎖につながれた精神異常者を開放するピネル（トニ・ロベール＝フリューリー画、ジュネーブ、WHO蔵）

フランスの臨床医フィリップ・ピネルは、「精神病者は罰すべき犯罪者ではなく、治療を必要とする患者である」として、近代精神医学の基礎を築いた。時はフランス革命時代、〝精神病患者を鎖から解き放った〟初めての医者として知られ、その様子が描かれた絵画は有名である。最近では、その発想は監護人ピュサンの影響も少なからずあったとされているが、いずれにしてもピネルによる医療は投薬の過剰摂取を禁止し、患者の人権を尊重し、人道的であったことに相違ない。弟子のジャン・エティエンヌ・ドミニク・エスキロールは、師の精神を継承して医師と患者の友愛的関係の構築や精神医学教育の発展、精神科入院患者の人権保護に関する規定の制定など、その後の精神医学の向上に大いに寄与した。

院の魚谷隆院長の研究があり、京都府立医科大学精神医学教室開講百周年の記念講演「京都の精神医学史」でも、その詳しい内容を発表している。精神病の患者はこれらのお堂や寺にお籠りをし、また周辺の民家に寄寓しながら、このセンターに通うなどして治療を受けていたのである。

維新後の新政府になって京都府の医事行政を任されるようになり、西洋医学によって京都の医療を一新しようと考えていた明石博高は、このような旧態依然とした精神病対策を問題視していたが、たまたま栞政輔《かんまさすけ》という一民間人が、「大日堂や岩倉大雲寺の精神病治療は暴力的で、儲け主義も蔓延り、見るに見かねる状態にある」として府の立ち入り監査を要望した機会をとらえ、旬日を経ずして探索員山根真吉郎を現地に派遣した。その調査結果が「乙訓郡下久世村大日堂ノ儀ニ付探索書」および「北岩倉大雲寺之儀ニ付探索書」として公表されたのを見て、明石博高は、間髪を入れず、これらの場所における神仏だのみの治療や患者に対する暴力的な処遇を直ちに廃さなければならないという建議（府史第二編政治部衛生類明治八年）を府に提出した。しかし、その対策は簡単ではなかった。「これを廃するとすればそれに代わる癲狂院の設えがなければならない、何となれば此の病者のごとき、或いは抜刀し或いは剣を揮い、その家族親類近隣等の人を傷害する可能性も高いのである、……」という心配があったのだ。明石が続けて言うには、ここで療病院教師ヨンケル氏に其事を質問したところ、氏の答えは、「これは最も優先的に考慮すべき重要な事項であって、精神病治療のために、別個に癲狂院を設立すべきである。そこには、花園をつくり視覚を楽しませ、楽器を具えて聴覚を通じて心を安らかにし、或は逍遥・散歩、或は各種の作業を行わせ、それによって病者の神経の苛立ちを抑え、一方では、狂気の原因を推定して薬物など各種の治療を施す等、いくつかの方法を組み合わせ、其の病を癒すべきである」というものであった。これはピネルに始まる近代精神病学の採用を説くものであった。この医療革命は、人や経費や場所の問題で簡単には実行できないことを明石は十分理解していたが、それでも明石は断固、この改革を進めようと決心した。そして、上申書にこう書いた。「この件は、費用の点などで問題がありましたので、ぐずぐずしていて今に至りました。ただ、別紙に記載した通り、癲狂院設立の必要性は絶対的で、実に衛生事業の要務であり、これこそ私の本願でもあります」と。彼は強い希望を府の上層部に申し入れ、府の方も直ちに、その実現方を明石に命じたのだ。そして、京都府医務係が知事に対し、「癲狂院創立場所について、教師ヨンケル氏に諮問し選定させました所、東山南禅寺方丈が至当であるとの答申を得ましたので、その通り、南禅寺方丈を明け渡させ癲狂院に使用できますよう、手続きを貫属課へ御達しいただきたく、お願い申し上げます。ただし、周囲の空地を花園と遊歩道に致したいと、教師（ヨンケル）が申しておりますので、この地所も使用したいと考え

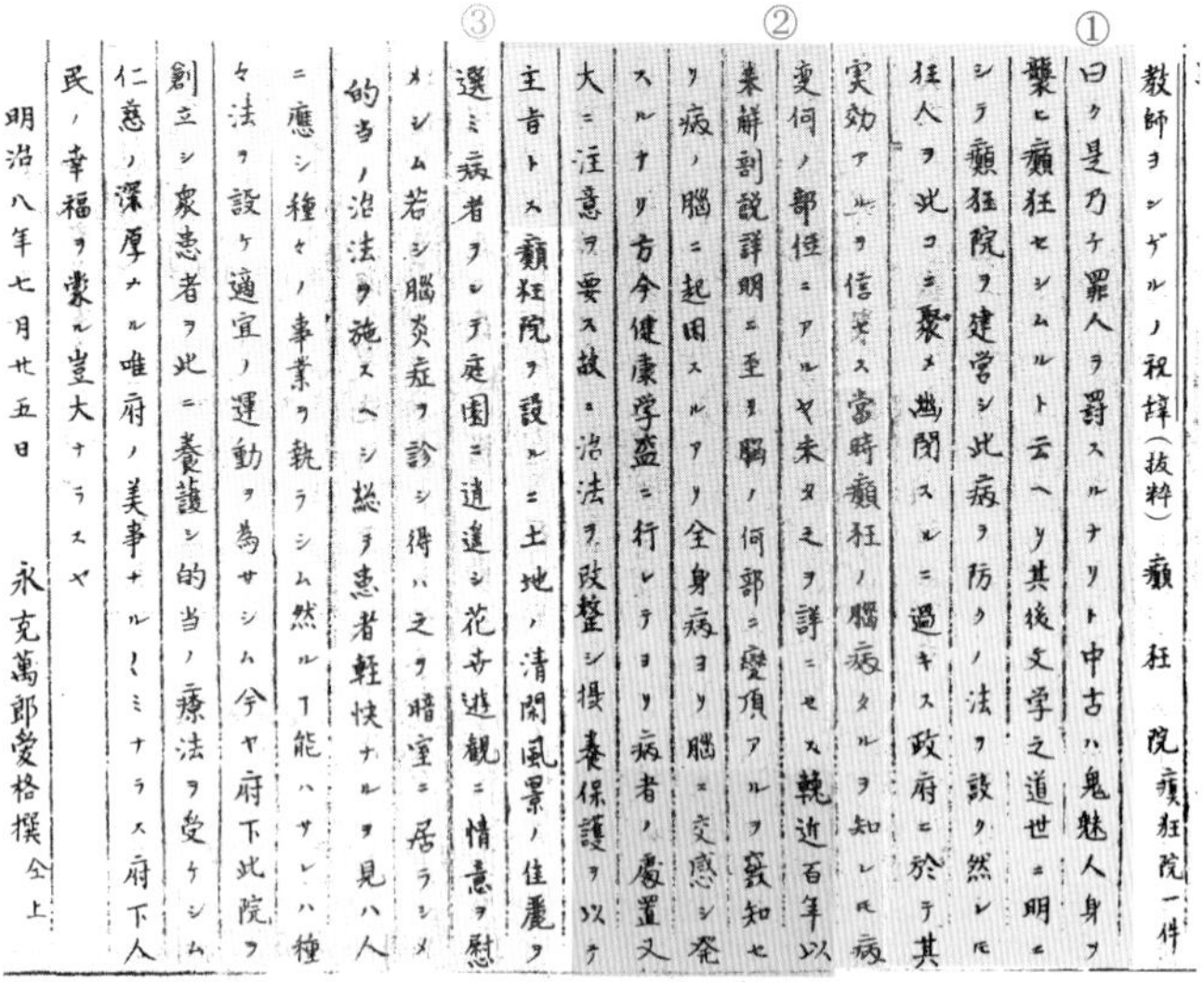
教師ヨンゲルノ祝辞（抜粋）　癲狂院　癲狂院一件
①
曰ク是乃チ罪人ヲ罰スルナリト中古ハ鬼魅人身ヲ
蠱ヒ癲狂セシムルト云ヘリ其後文学之道世ニ明ニ
シテ癲狂院ヲ建営シ此病ヲ防クノ法ヲ設ク然レモ
狂人ヲ此コニ聚メ幽閉スルニ過キス政府ニ於テ其
実効アルヲ信セス当時癲狂ノ脳病タルヲ知レモ病
②
変何ノ部位ニアルヤ未タ之ヲ詳ニセス輓近百年以
来解剖説詳明ニ至リ脳ノ何部ニ変質アルヲ察知セ
リ病ノ脳ニ起因スルアリ全身病ヨリ脳ニ交感シ発
スルナリ方今健康学盛ニ行レテヨリ病者ノ処置又
大ニ注意ヲ要ス故ニ治法ヲ改整シ摂養保護ヲ以テ
主旨トス癲狂院ヲ設ルニ土地ノ清閑風景ノ佳麗ヲ
③
選ミ病者ヲシテ庭園ニ逍遥シ花卉遊観ニ情意ヲ慰
メシム若シ脳炎症ヲ診シ得ハ之ヲ暗室ニ居ラシメ
的当ノ治法ヲ施スヘシ総テ患者軽快ナルヲ見ハ人
ニ応シ種々ノ事業ヲ執ラシム然ルコト能ハサレハ種
々法ヲ設ケ適宜ノ運動ヲ為サシム今ヤ府下此院ヲ
創立シ衆患者ヲ此ニ養護シ的当ノ療法ヲ受ケシム
仁慈ノ深厚ナル唯府ノ美事ナルノミナラス府下人
民ノ幸福ヲ蒙ル豈大ナラスヤ
明治八年七月廿五日
永克萬郎愛格撰　仝上

**図25**●京都癲狂院開院式における教師ヨンケルの祝辞（番号は著者による）

ております」と答申したのである。そこで、知事は貫属課に命じて「とりあえず南禅寺方丈とその周辺を借用させる」ということになり、同時に「本院を療病院に付属し、東山天華以下に事務掛を命じる」という辞令も出た。

このようにして、明治八年七月二五日、東山南禅寺に、京都療病院付属の癲狂院が開かれた。

この時のヨンケルの祝辞（図25）が残っている。それを見ると、「[以下図25①]ヨーロッパでも、中世から一八世紀末までは（ヨンケルはそれを中古と呼んでいるが）、精神病は神罰であるとし、発狂を魔物の所為にしていた。文明開化の時代になり、癲狂院を設けるようになったけれども、これは狂人を隔離するためにすぎなかった。しかし、［以下図25②］最近の一〇〇年で解剖学も進み、脳のどこに病変があるのか、窺い知ることができるようになってきた。精神病には脳原発のものもあり、全身の病気が脳に波及して発病するものもある。最近、医学（健康学）が進んできたので、治療法については特に注意し、たえず改善に留意し、健康保持のケアを主眼とせねばならない。［以下図25③］癲狂院の設置は、衛生的かつ静閑な土地で景色のよい場所を選び、患者が庭園を散歩したり花や植物を見て心を慰めることのできるようにするのが良い。もし脳に炎症などを起こしている場合には、刺激を避けるため暗室に寝かせ、適切な治療を施さねばならない。しかし軽快した患者には夫々に適した仕事をさせるようにする（作業療法）。それができない人には別のやりかたで適当な運動をさせるのが良い。今や京都府に、この癲狂院が設置され、ここで適切な治療を受けさせることができるようになった。これは京都府の素晴らしい行政の成果であるとともに京都府民にとって大変幸せなことである」というのがヨンケルの開院祝辞だった。

コラム07
*column*

## 護体室

癲狂院は日本初の公立精神病院であった。そのために、すべてが新しい試みの上で実施された。その一例として、ヨンケルは護体室の設置を要望した。これは、入院患者自らが部屋の壁に衝突して体を傷つけないように四方の壁を弾力ゴム（ラスカチゴム）で囲い防御した部屋である。当時、このゴムは大変高価であったために、西紫竹に在住の資産家益井元右衛門の寄付によって造られたと、京都医事衛生誌第四号（明治二七年）に記録されている。

明治一〇年一月一〇日発行の癲狂院患者教則の別紙「患者之教則」における第六条には「若し狂妄汚穢を避けず、暴慢他人の害するものは、之を等外となし、暫く護体室に移し、厚く愛護を加うべき」と護体室の具体的な活用方法が明記されている。

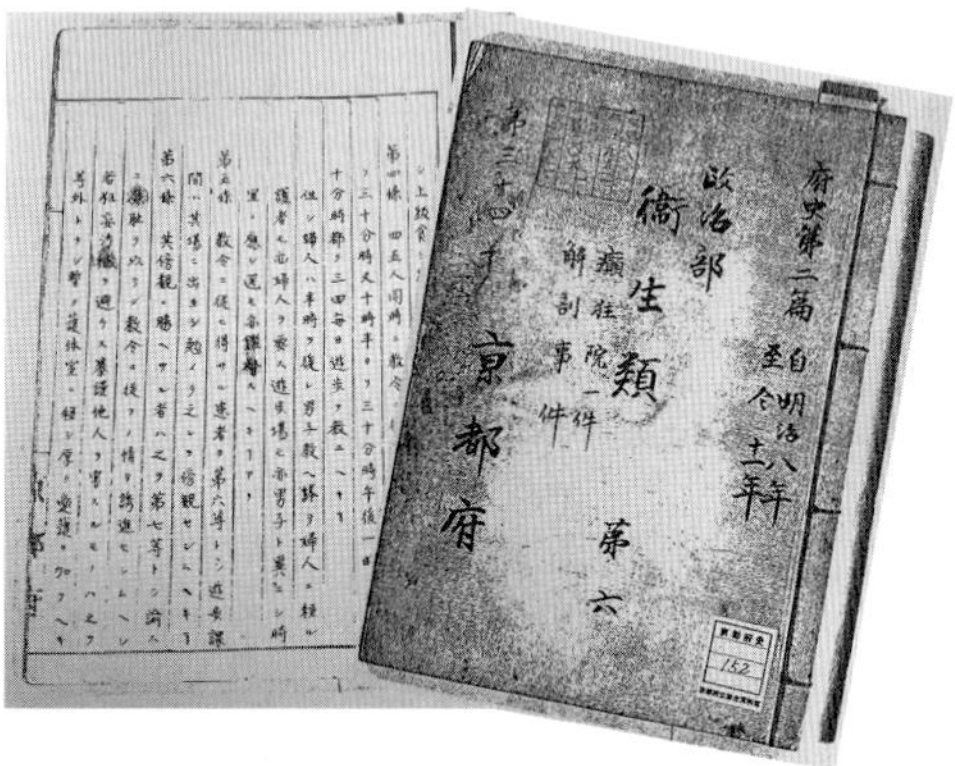

## 3 幕末における南禅寺の窮状と東山天華《てんが》

南禅寺[55]（図26、27）は、これまで徳川家から特別の恩恵を受け全国の寺院を束ねる総支配の役所のような役割も与えられ、管長は全国でただ一人、紫の衣を許されるような権威を徳川家から付与されていた。維新に際しても、多くの幕府方の藩兵を駐留させ、全山、徳川幕府軍の兵営のようになり、明治新政府からは賊軍の寺とみられるようになっていたのである。しかも、管長職の巨海慈航[56]が幕末の山内秩序の紊乱と経済的窮乏に匙を投げ、八王子の自坊に帰ってしまっていたから、南禅寺自身がアナーキーの状態にあり、生殺与奪の権を京都府に握られてしまっていたのだ。もし、東山天華がこの

55 南禅寺（なんぜんじ）
臨済宗南禅寺派大本山の寺院。日本最初の勅願禅寺で最も格式が高い。

56 巨海慈航（こかい じこう 一八〇〇—一八七四年）
江戸時代の臨済宗の僧。南禅寺住持三百二十一世。

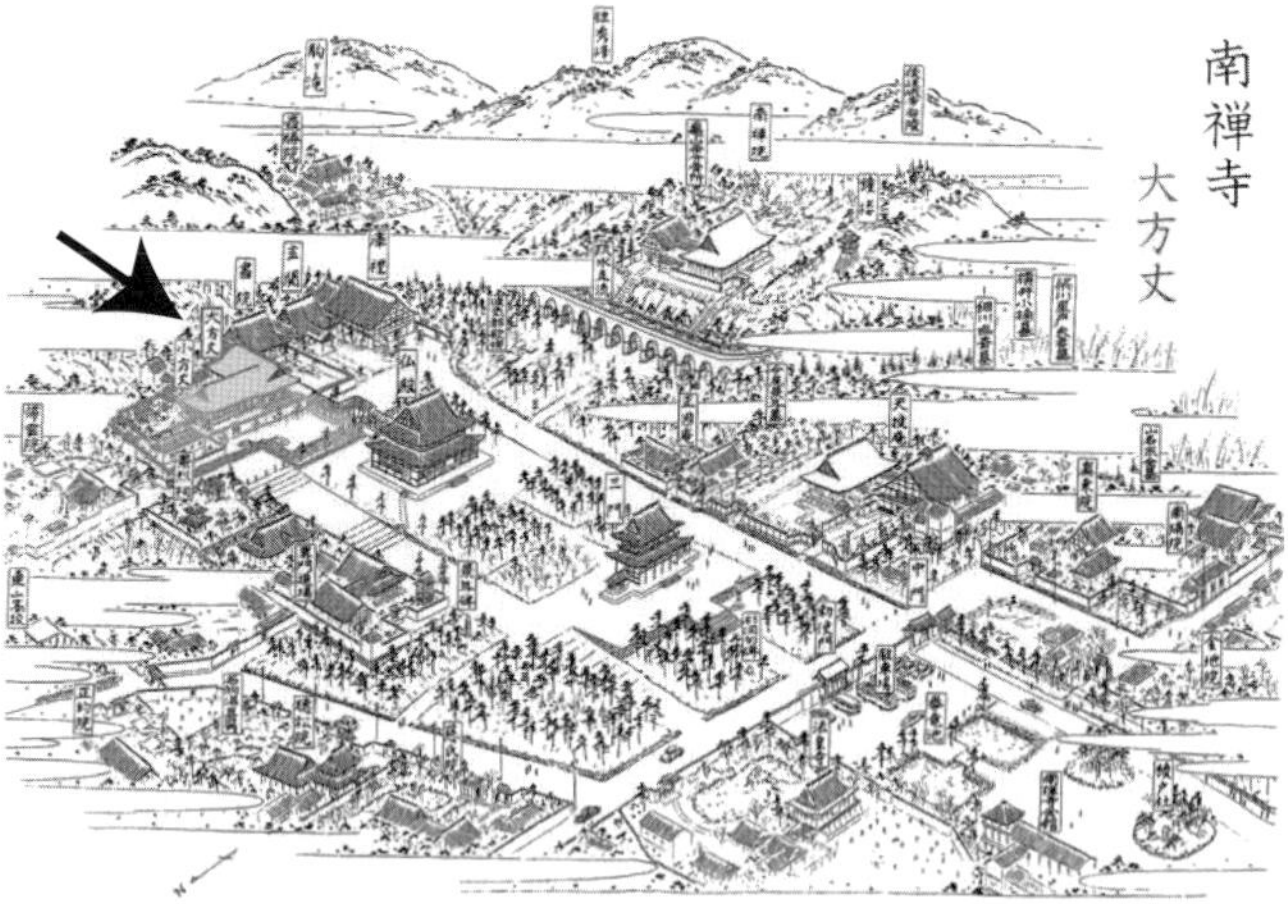


図26●南禅寺全景。→で示されているのがその大方丈である。（竹村俊則画、杉森久英、勝平宗徹、桜井景雄『古寺巡礼 12　南禅寺』淡交社、昭和52年から転載）

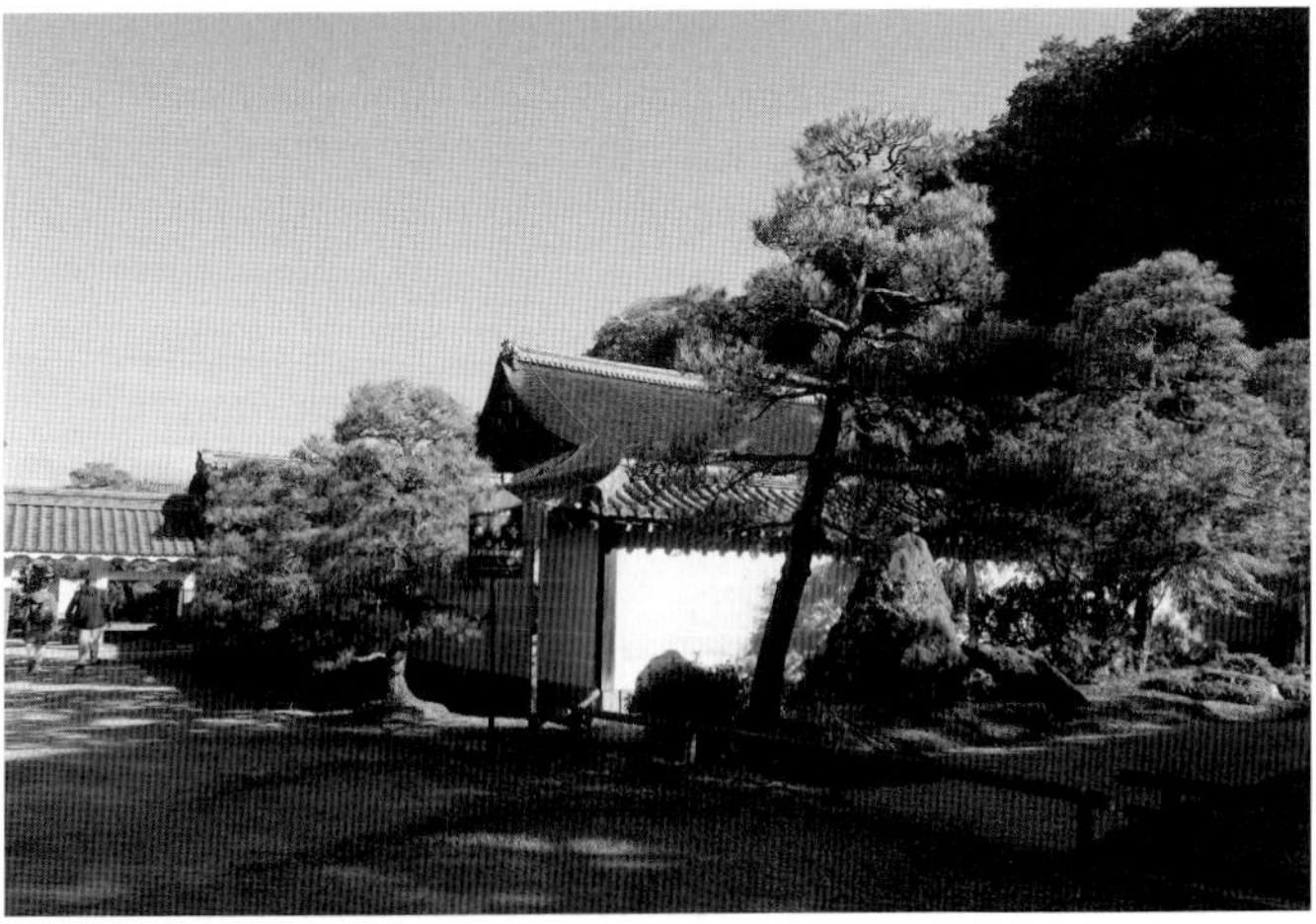

図27●明治維新の荒波を超えて護られた南禅寺の方丈京都（国宝に指定されている）

状態の南禅寺を護るために大方丈を京都府の社会事業に貸与するよう、その仲介役を買って出ていなければ、京都一番の徳川カラーの強い逆徒の寺として、徳川幕府の係累そのものとみなされ、御潰しの決定を下され廃寺にされる可能性は本当に高かったのである。東山天華は南禅寺の北隣の由緒ある禅林寺の第七一代法主として、また高名な社会事業家として、この南禅寺の危機を救うため、きわめて有効な手を打ったと私には思われる。

彼は、まず悲惨な状態に置かれていた精神病者という恵まれない人々に、最高の治療を受けることができる場所を提供するという慈悲心に満ちた社会活動を、方丈の提供というシンボリックな行動で、新政府の人々に示すことができた。ここで、京都府も彼に格別の敬意をはらい、行政の一部外者としてではなく、行政内の重要なメンバーとして、癲狂院事務局長のポジションを提供した。このようにして、彼は癲狂院を足掛かりに京都府の行政内部に有効な足場を得たのである。かくして、彼は他の多くの寺院で起こったような、突如としての寺院領地や境内地の上知（無償での召し上げ）あるいは廃寺決定のような致命的な措置を、結果として最大限防止することができたのであった。

癲狂院の運営が円滑に行くようにという目的で与えられた癲狂院事務局長のポジションを、彼は癲狂院の充実や貧しい患者に対する医療費や入院費を減免ないし免除するために積極的に利用し、宗教関係者からのみならず一般人からの募金活動にも力を尽くしたのである。ヨンケルは東山天華のイギリス流の慈善活動に、おそらくはモードズレイの活躍を想起しながら、衷心から賛同し敬意を表したに違いない。この二人が活発に活動している間、京都癲狂院は理想的な発展を遂げて行った。

この京都癲狂院で、ヨンケルの指導のもとに日本最初の精神医学の特別教育を受けたのは、院長の真島利民の他、神戸文哉、三上天民、永谷鍵次、李家《りのいえ》隆彦、川越新四朗、高松彝《つね》らの医員であった。彼らに加え、東山天華が癲狂院掛（事務局長）に任じられ、華族出身の日野西観道が玄関取次ぎ（受付）に、その他、強力《ごうりき》（監護人）として下久世の大日堂と岩倉から精神病患者の取り扱いに理解と経験のある者六名が選考のうえ雇い入れられた。なお、これら監護人については、厳重な就業規則が定められ、すべて医師の指導のもとに監護すること、それ以外に監護人の勝手な判断で患者を取り扱うことは禁止された。患者の取り扱いは、ピネルやエスキロールが強調したような、博愛主義に基づかねばならないこと、たとえ患者が暴れたり暴力を振るっても、絶対に暴力的な対応はしてはならないこと、やむを得ず隔離室に収容せねばならない状況になっても、必ず医師の指示に従って行うことなど、まさにピネルやエスキロールやモードズレイの人道的治療法（*Traitement moral*）の大原則に基づく方針が明文化されていた。なお、ここでの退院割合は平均して約八〇パーセントであり、ピネルが報告しているのとほぼ同じ高いレベルにあったのである。

ヨンケルの契約は、二度の延長を経ても三年と六ヵ月で切れてしまい、一八七六年（明治九年）三月二六日、彼は京都を離れた。しかし、京都癲狂院は、その後も年間ほぼ二〇〇名前後の患者を抱えながら、これらの職員の力で順調に運営されていた。ただ、明治一二年東山天華が寄る年波に勝てないという理由で退職すると、寄付金の募集にも事欠くようになり、加えて明治一四年、知事槙村正直が元老院議官に転出し、高知県令であった北垣国道が新しい知事に任命された。

北垣知事は、経済を最優先する政策をとり慈善事業や文化事業に大鉈を振るって、その多くを廃止し産業振興に集中するようになったと、後世の人は冷たく評価している。結果から見ると、その評価は間違いではないが、実は日本政府の大方針が経済重視になり、文化振興や国民福祉は二の次になったという背景を無視することはできない。この国策の転換と相俟って、この頃から癲狂院のような慈善的事業に府費を支出することが難しくなり、癲狂院としても独立採算制で経営せざるを得なくなった。つまり、私立への移行が必要になったということである。京都府としても、癲狂院を南禅寺から退去させることに決め、府の手を離れた癲狂院を東山天華の助力を得て、彼の旧坊である禅林寺（紅葉で有名な永観堂）に規模を縮小した上で移転させてもらう（図28）という解決策を得るのがやっとで

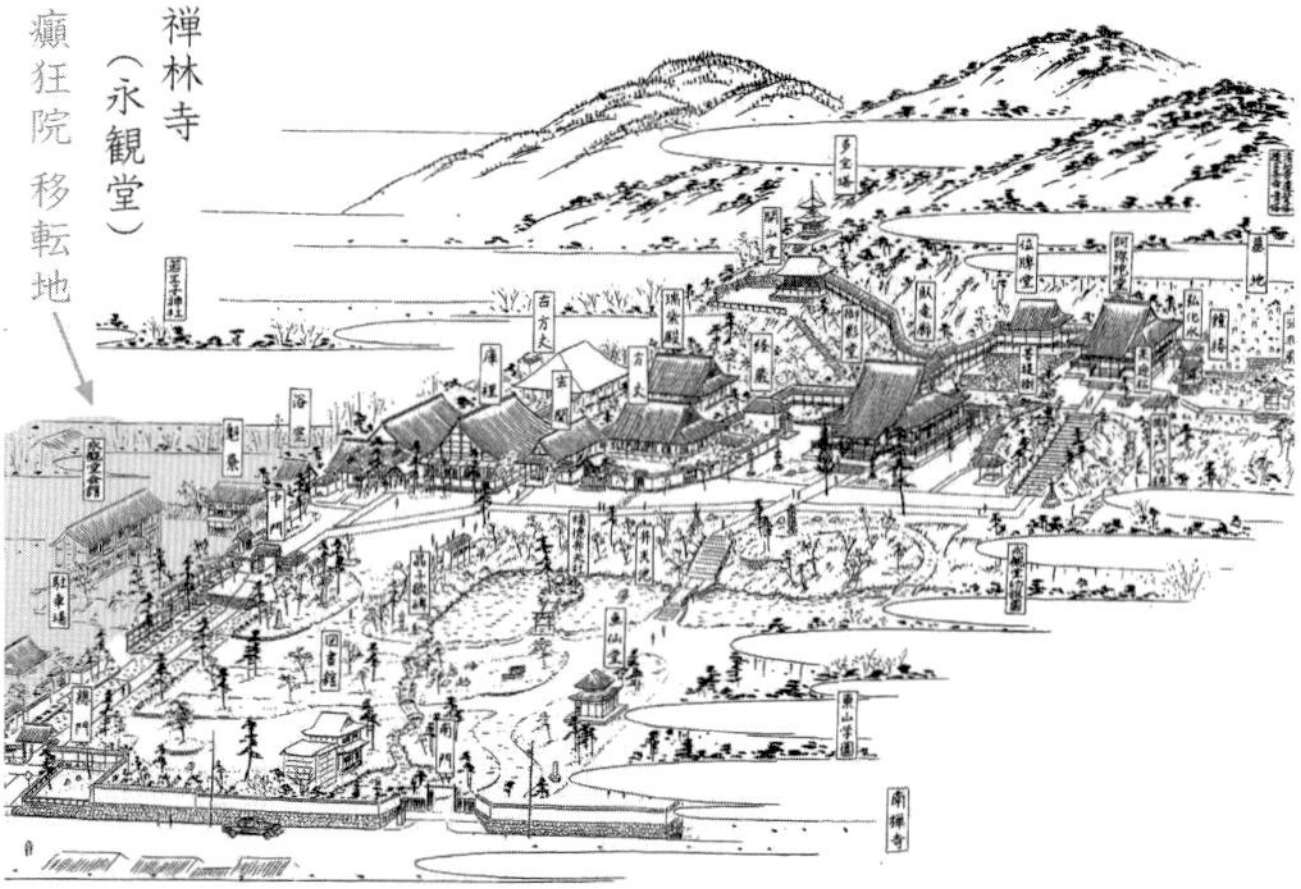


**図28●**禅林寺の全景。

図の外で右側に隣接するのが南禅寺である。平安時代、弘法大師の孫弟子であった真紹が初めて禅林寺を開いたとき、広大な境内が東山山麓にひろがっていた。鎌倉時代になってから、その一部に寄寓する形で、南禅寺が開かれたが、当初は龍安山禅林寺殿という名前の離宮であった。これが焼失し再建されたとき離宮の主、亀山上皇の生母は逝去されていたので、供養のため寺にされ、南禅寺という名になるが、これは禅林寺の南にある寺という意味にすぎず、禅宗の寺という意味はまったくなかったのだ。（竹村俊則画、杉本秀太郎、稲垣眞哲『古寺巡礼京都 23　禅林寺』淡交社、昭和 53 年から転載）

あった。

北垣知事は、明治一五年一〇月一〇日、この私立癲狂院の開業式に臨み、祝辞の中で「このように業績を挙げてきた京都癲狂院を府として維持できなくなったことは、私として心から残念に思っている。このようになったことは、あくまで私の本懐ではない……」と述べ、南禅寺方丈関係の返還に必要な修復費を負担するだけでなく、癲狂院の備品やその他、何棟かの建物などの建て替えを含む設備の移転費用の一切を府が持つことを申し出た記録が残っている。この苦い「祝辞」を読むと、これが当時の日本の国力の限界だったことを北垣知事は痛感していたことが痛いほど察しられる。これは、患者の立場を思う誠意溢れる祝辞だった。しかし、これ以上公費負担はできないという決定は、知事の個人としての想いとは別に、いかにしても覆し難いことであったのだ。

このように、突如として京都癲狂院が縮小・私立化され李家隆彦を院長として禅林寺に移転したとき、多くの患者が行く先を失ったのは事実であった。定員と入院費用が問題となって入院できない人が溢れたに違いない。北垣知事が内務省に対し、癲狂院を放り出され巷で問題を起こした患者たちを、どのように救済していけばよいのか、問いかけた公文書が残っている。

内務省は、治安対策ならば「警察費」で、それ以外は「教育費」で対処するようにと、そっけない返事をしているのだが、私には、これが北垣知事の憤懣やるかたない中央政府への抗議のように思えるのである。

しかし、現実には、私立瘋狂院などに収容しきれない患者たちは岩倉の民間医療に頼らざるをえなくなり、その結果、一旦は消失しかけた精神病者コロニーが新しい形で復活した。多くの患者が、岩倉村の個人宅（下宿、茶屋）や宿屋（保養所、旅籠屋）、料理屋（煮売業）などの形をとった籠り家に寄宿し、その家でできる限り家族の一員のような取扱いをされるような環境が創り出されてきたのだ。京都府も、今やそれを黙認するようになった。行政も、それが必要になってきたのである。明治一七年には、そのコロニーの中心には私立岩倉病院ができたが、その後、火災に遭ったのを機に、明治四二年、山側に広い敷地を求め、済修会岩倉病院として再建された。この間、京都療病院から、断続的にではあったものの、医師が派遣されていた。

明治二七年に島邨俊一[57]がヴィーン大学・ベルリン大学の留学から帰国し、府立医学校療病院初代の精神医学教室主任に就任してから、その門下の土屋栄吉[58]が岩倉病院長として派遣され、地域の人々と協調し、岩倉では他所にない、名実ともに精神病者地域医療の模範となるようなコロニーが次第に形成されていった。明治三四年になって、東京大学の呉秀三[59]が全国の精神病治療施設を見て廻ったとき、

「日本では他に例のない精神病者のコロニーであり、ベルギーのゲールにも比すべきもので、日本のゲールと言ってよい制度である」と高く評価されるまでに成長していたのであった。

ただこの状態は長く続いたわけではない。第二次世界大戦が勃発し、社会の情勢は大きく変わった。岩倉村の食糧欠乏もますます深刻になり、多くの患者を世話し続けることは不可能になってきた。また患者の家族をめぐる経済情勢も激変し、コロニーを支え続ける基盤が全面的に崩壊した。

57 島邨俊一（しまむら しゅんいち　一八六二—一九二三年）
精神病学者、神経病学者。京都府立医学専門学校長、同校付属病院長。狐憑きの研究でも有名。

58 土屋栄吉（つちや えいきち　一八七七—一九五七年）
精神科医。一九〇一年に岩倉癲狂院の主治医となり、のちに院長。病院中心の近代的精神医療を志向しつつも、茶屋や農家を病院の一部として精神病者を預かり、岩倉病院の統制のもとで家族的看護を実現させた。「京都府下岩倉村に於ける精神病者療養の概要」ほか、いくつかの論稿が残されている。

59 呉秀三（くれ しゅうぞう　一八六五—一九三二年）
東京帝国大学医科大学精神病学講座教授。精神医学の臨床、教育、研究に力を注ぎ、精神科病院建設等、草創期の近代的精神医療に尽力した。

そこで、京都府は昭和一七年、宇治市に新設された「京都府立洛南病院」（初代院長は京都府立医科大学出身の松岡龍三郎）へ患者を集中的に入院させることに決定した。そして、岩倉病院はその間に解散、昭和二九年、保養所「若狭屋」が現在の「北山病院」へと発展したのである。

一方、明治一五年に禅林院の中で再出発した私立癲狂院の方は、東山天華和尚が他界した後、明治二八年、ヨンケルにも師事した川越新四朗が院長として事業を引き継いだが、大正二年になると（島村教室の助手であった）嗣子川越直三郎が後継者となり、施設の刷新と拡張が図られ、ほど遠からぬ浄土寺の地に新築・移転して、その名称も川越病院と改められた。この病院は癲狂院以来で数えれば一四〇年を越えているが、今も、その伝統は浄土寺の馬場町の地で守り続けられている。

このように、ヨンケルによって、日本のどこよりも早くピネル、エスキロール、モードズレイを経て継承された当時最先端の精神病学とその臨床が京都に植えつけられ、現在もその血脈が生き生きと流れているのが目撃されるのである。

**参考文献**

● 京都府『府史』第二編政治部衛生類　明治八年

- 我邦ニ於ケル精神病ニ関スル最近ノ施設　呉秀三　記念論文集　一九一二年
- 精神病約説　モーズレイ著　神戸文哉訳　三巻　京都療病院　明治九年
Original Edition: Henry Maudsley: "Insanity." In: Reynolds, J.Russel: A System of Medicine, vol. 2, p.6–68, 1872, Macmillan, London.
- 新訳精神病約説　モーズレイ著　加藤伸勝訳　創造出版　二〇〇六年
- Medical Times and Gazette, vol. II, for 1872, p.438. London.
- Gröger, Hermut, Gabriel, Eberhard und Kasper, Siegfried: Zur Geschichte der Psychiatrie in Wien., Christian Brandstätter Verlag, Wien, 1997
- Pinel, P.: Traité médico-phiolosphique sur l'ariénation mental ou la manie. (1 Éd.). Richard, Caille et Ravier, Paris, 1800
- Esquirol, E.: Des maladies mentales considérées sous les rapports medical, hygiénique et médico-légal. J.-B. Baillère, Paris, 1838
- 京都の精神医学史　魚谷隆・中嶋照夫編　京都府立医科大学精神医学教室開講百年記念誌　p.11–26. 平成七年
- 治療の場所と精神医療史　橋本明　日本評論社　二〇一〇年
- 京都府下岩倉村における精神病者療養の概況　土屋栄吉　京都医事衛生誌　第四三九号六―九頁　昭和五年
- 京都に於ける精神病者医療施設の回顧（上）土屋栄吉　京都医事衛生誌　第四九九号一―四頁　昭和一〇年
- 京都に於ける精神病者医療施設の回顧（下）土屋栄吉　京都医事衛生誌　第五〇〇号一七―一九頁　昭和一〇年
- 東山天華翁と其事跡（本邦精神病者療護上の功労者）土屋栄吉　医譚10　五四四―五五五頁　昭和一六年
- 南禅寺史（下）　桜井景雄　六五五―七一四頁　法蔵館　昭和五二年
- 古寺巡礼京都12　南禅寺　杉森久英　勝平宗徹　桜井景雄　淡交社　昭和五二年

●古寺巡礼京都23　禅林寺　杉本秀太郎　稲垣眞哲　淡交社　昭和五三年

# 第5章 石炭酸消毒法の導入

## ――日本近代外科学と衛生学の夜明け

### 1 日本へ石炭酸消毒法を初めて導入したヨンケル

ヨンケルにはヨーロッパにいる多方面の研究者たちから頻繁に文献が送られてきており、そのファイルが残っている。最新の医学情報に常に注意を払っている学者だったことがわかる。たとえば、消毒法であるが、彼は英国系医学の強みで早くから最新の消毒法について詳しかった。それもそのはずである。外科手術における重要性の最初の指摘は、当時、科学用語では傍流である英語で発表された。

それは、グラスゴー大学のリスターが、一八六七年、医学雑誌『ランセット』にまったく目立たない表題〝On a new method of treating compound fractures.〟というタイトルで発表した「石炭酸に浸した布で創傷を覆うと術後の化膿や腐敗や敗血症を防ぐことができた」という論文であった。奇しくも、同じ年ヨンケルはロンドンで麻酔器の第一報を発表している（第3章の図18参照）。

リスターが、石炭酸消毒の理論的根拠としたのは、フランスのパストゥール[60]が、一八六三年六月、*Comptes Rendus de l'Academie des Sciences*（フランス学士院紀要）に〝*Recherches sur la putréfaction*（腐敗に関する研究）〟という題で発表した「微生物には腐敗作用があり、微生物がいなければ腐敗は起らない」という報告だった。多くの医師はこれら英語と仏語の論文の重要性に気がつかなかったが、ロンドンでイギリス系の医学者に混じって活動していたヨンケルには、リスターの成果はすぐに目にとまり、彼の引用するルイ・パストゥールの研究の意義も容易に把握できた。

実はヨンケルの学生時代、ヴィーン大学産婦人科にはゼンメルヴァイス助手（第1章注8参照）がいて、産褥熱を避けるための手洗いや医療器具の清潔の重要性について、くどいほど学生に教育していたのである。

この方法は感染を防ぐ効果こそ判然としていたが、大学病院にとって、あまりにもその主張が押し付けがましく、また、その理論的根拠も当時はまったく不明であり、しかも毎回、全員の晒粉液《さらしこえき》での手洗いや清潔な器具やシーツの準備など面倒な手数を要するので、大学では何度も騒ぎとなった。その結果、ゼンメルヴァイスは教授に睨まれ、神経衰弱に陥り、最後には学内外での大騒ぎがあって大学から放逐されてしまった。

それから二〇年以上を経て、パストゥールやリスターの研究により、ゼンメルヴァイスの死後にやっと、彼の理論の正しさが認められるようになった。ヨンケルも外科医としての経験を積んでいたから、感染を防ぐための石炭酸消毒の意義が一般の外科医よりもはるかによくわかっていたはずだ。イギリス本土ですばやく石炭酸消毒法を取り入れたのは、ヨンケルと彼のよきパートナーだったウェルズだった。第3章の図20を参照してほしい。この図は一八七五年頃の状況を表しているが、ウェルズが白衣の手術着を着ており患者も手術野だけ空けたシーツを被せられている。このことは、手術器具と同じ

60　ルイ・パストゥール（Louis Pasteur　一八二二―一八九五年）
フランスの生化学者・細菌学者。近代細菌学の開祖。光学異性体、低温殺菌法、ワクチンの予防接種、狂犬病ワクチンの発明等、その業績は多大。一八八七年に彼が創設したパストゥール研究所からは多くのノーベル賞受賞者を輩出している。

ようにこれらも予め石炭酸処理されており手術野の皮膚も術者の手も石炭酸水で洗うなど、それまでとは違って手術前には周到な殺菌処置がされるようになっていることを示している。明治一四年（一八八一年）、東京大学に招かれた二代目のドイツ人お雇い外科教師スクリバ[61]が手術をする際に、これとまったく同じ術式を採っていたことが、当時教室員だった田代義徳[62]の回想録『スクリバ外科医局日記』に記されている。「手術室の消毒は主に石炭酸のスプレーで……スクリバ先生は洋服の上着を脱ぎ捨てシャツの袖を高く挙げ腰の辺りには力士のつける化粧回しのような真田紐のついた前垂れ様のものをチョッキの上から括り付けておられる。……開腹術は特別の手術室でやり、その部屋は前夜から石炭酸スプレーで消毒し、手術のときはスクリバをはじめ助手はもちろん、参観の学生まですべて入浴し、一同白衣を着けた。眼鏡も石炭酸水に漬け頭髪までそれで拭った」云々。

一方、ウェルズは、ヨンケルが京都に行ってしまったあとも石炭酸消毒法をずっと採用していた。

## 2　公衆衛生と石炭酸消毒

ヨンケルが京都に到着した次の年にチフスや流行性脳脊髄膜炎などの悪性伝染病が発生したので、彼は京都府の依頼によって、早々にパンフレットや講演などで広く公衆衛生的な注意を喚起し、不潔な場所や汚染の疑われる物について石灰水によって消毒したり、晒粉水《さらしこすい》で洗浄したり、石灰を撒いたり、衣類や寝所や台所や洗い場に「緑銛水《りょくせきすい》」を撒澆することや一日二回それで身体を拭うことなどを勧める文書を出している（図29）。

61　ユリウス・カール・スクリバ（Julius Karl Scriba　一八四八—一九〇五年）
ドイツの外科医。明治期のお雇い外国人医師の一人。日本における西洋医学の発展に大いに貢献した。日本外科学会の最初の名誉会員、東京大学の名誉教授。

62　田代義徳（たしろ よしのり　一八六四—一九三八年）
明治から昭和初期の外科医。東京帝国大学医科大学卒業後は、スクリバの助手となった。のちに東京帝国大学教授、東京市会議員。「整形外科」の命名者でもある。

column

## コラム08 ナイチンゲールと病院衛生

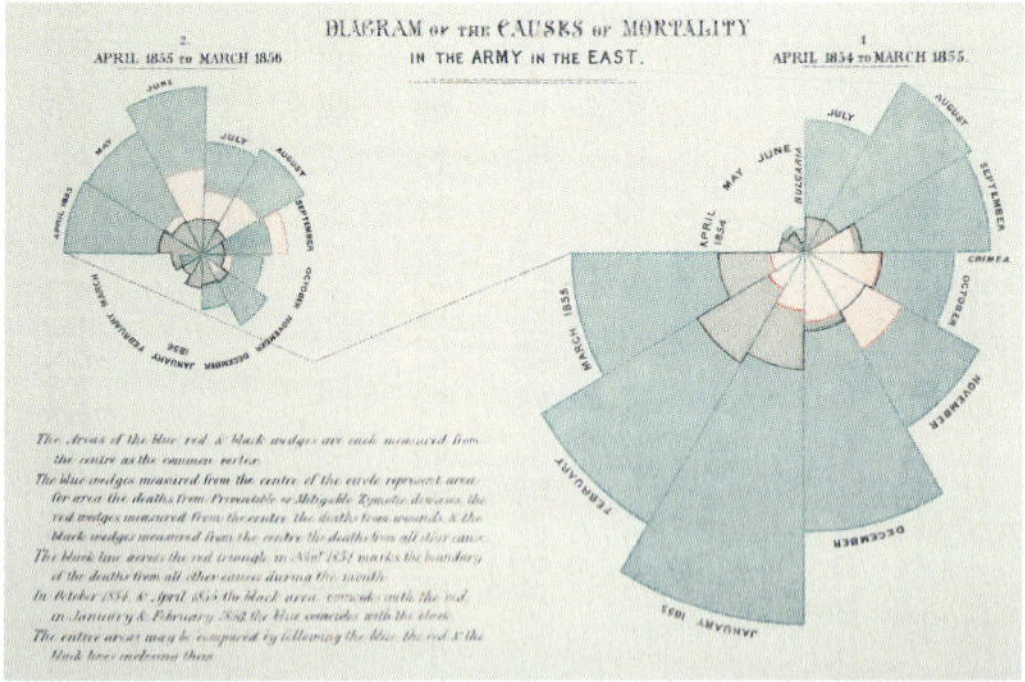


陸軍死亡原因図。クリミア戦争中のイギリス軍の死因を示す二つのチャート。銃弾で死ぬ人（赤／黒）よりも不潔で死ぬ人（青）が多いことを示した。(Images from *The History of Medicine*, U.S. National Library of Medicine, National Institutes of Health, Health & Human Services, 2010. より引用)

白衣の天使として知られるナイチンゲールがクリミア戦争で活躍したことは有名であるが、早い段階で戦場から運ばれる負傷兵の兵舎病院がきわめて不衛生であったことに強く心を痛め、便所掃除から始めて病院内の衛生を大きく改良したと伝えられている。そして病院内の衛生状況を改善したことにより傷病兵の死亡率を劇的に下げた。彼女が看護師として従軍したのはわずか二年間だったが、死亡率という面から統計を取り、傷を負ったあとの治療や病院の衛生状況が良くないと戦場そのものより病院内での死亡率がはるかに高いことを証明したのだ。のちに戦死者と傷病者に関する膨大なデータを「鶏冠《とさか》」といわれるグラフで統計としてまとめている。

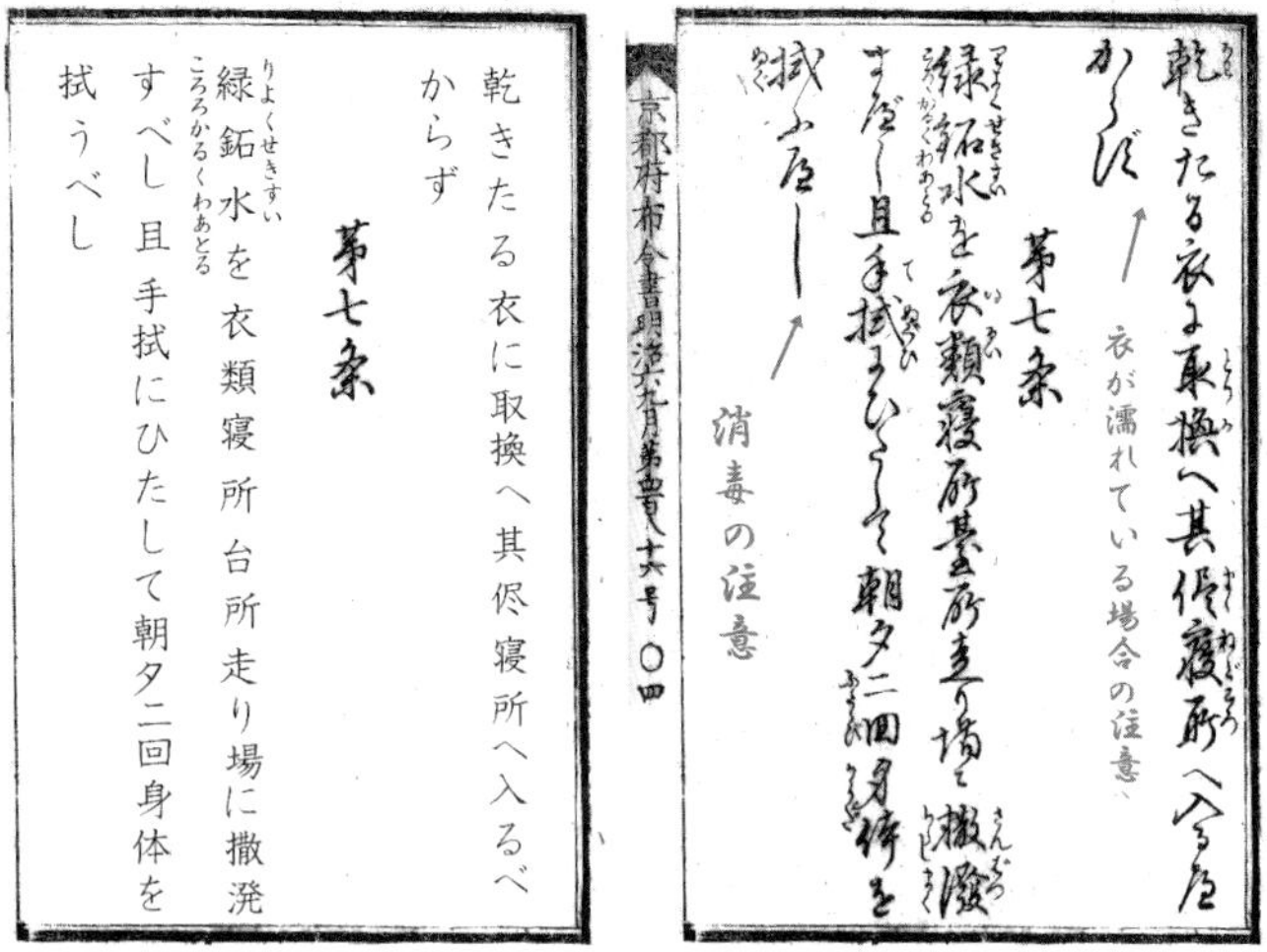


図29●ヨンケルの指導によって作られた伝染病予防方法の公示文（一部）（京都府布令書明治六年九月第四百八十六号四頁）左図は著者による読み下し文

緑鉐水には〝くろろかるく わあとる（Chloro-kalk water）〟とフリガナの形でオランダ語風の薬品名が書かれている。しかし、緑鉐水という表現は、その後、オランダ人薬学者ヘールツ[63]が座長になって東京で編集された日本最初の日本薬局方にも記載がない、京都独特の名前である。このフリガナをたよりに字義通りに解釈すれば、これは当時（明治三年～五年）、明石博高が所長

63　アントン・ヨハネス・コルネリス・ヘールツ（Anton Johannes Cornelis Geerts　一八四三—一八八三年）オランダの薬学者。日本の薬事行政、保健衛生の発展に尽力した。一八七五年、京都司薬場の薬品試験監督に任命され、京都舎密局で最初の薬学講習を行っている。

をしていた舎密局で、化学合成の指導にあたっていたヘールツが消石灰を塩素で処理して製造していた晒粉の水溶液（通称カルキ）を指すはずだが、そうであればこれは無色透明の液であり、化学的に使われた名前ではないのは確かである。むしろ、ここでは「緑銘水」は化学名ではなく消毒薬の代名詞のように使われており、実際の物は〝緑銘〟が意味するように、消毒力のあることの知られている緑色の粗製硫酸鉄（**緑**礬「りょくばん」）と**石**炭酸**水**の混液を指していて、その略語として「**緑銘水**」が使用されたものであろう。

消毒液に着色することは、誤飲を避けるのに一般的に行われることである。しかも二剤の殺菌力が合されることで消毒力が強化されるから、単なる緑色の色をつけただけではない。市民の誰も消毒などということは知らないし、また市中に消毒液など扱う薬局などもまったくない時代である。供給は舎密局で一手に取り扱うので、それが間違いなく消毒液であり、飲用水ではないことを明白にさえできればよい。多分この目的で、緑銘水（すなわち消毒液）という局方にも記載されることのない、京都だけの特別な名前が（たぶん明石博高の命名で）この緑色の消毒液の名称として使われ、伝染病が発生する都度、舎密局から一手に提供されていたのであろう。この液が緑色の粗製硫酸鉄（緑礬）の他に石炭酸や塩素化石灰（くろろかるく）を含むだろうというのは、おそらくは正しい推定だと思われる。

明治六年以来、副院長待遇の通訳兼病院事務局長としてヨンケルの真横で働いていた半井澄《なからいさやか》が、後になって回想して、「彼はリスターの石炭酸による消毒法を、ずっと遵守していた」と述べているのである。

明治七年（一八七四年）になると、ヨンケルが自ら講義した内容がそのまま京都府布令書の別冊として発行されるようになり、その中では「石炭酸による、これら微生物の除去によって」、チフスやコレラなどの伝染を防止することが書かれるようになっている。図30は、その抜粋である。右はその三頁目であり、そこで彼は、病因が顕微鏡によってのみ見ることのできる極微植物（＝黴、つまり病原性微生物）であることを指摘している。左の五頁目では、それを除去・脱臭するため、汚染の疑われるものは、塩素化石灰（コロールカルク＝通称カルキ）、石炭酸等を用いて洗浄することなどを教えている。

明治一〇年代になると、中央では内務省に委員会ができ、ヘールツも加わって日本薬局方の制定が論議されるようになり、日本語での表現も格段と正確になってくる。明治一〇年、日本政府（内務省）の出した布告「流行コレラ病予防の心得」の中でも、「不潔臭気のあるところへは緑礬または石炭酸等をそそぐべし」と書かれるようになった。また「緑礬石炭酸」と一綴りにする場合も散見される。これらは、さらに一〇年後の明治二〇年には、正式に日本最初の薬局方に記載されるようになる。明治

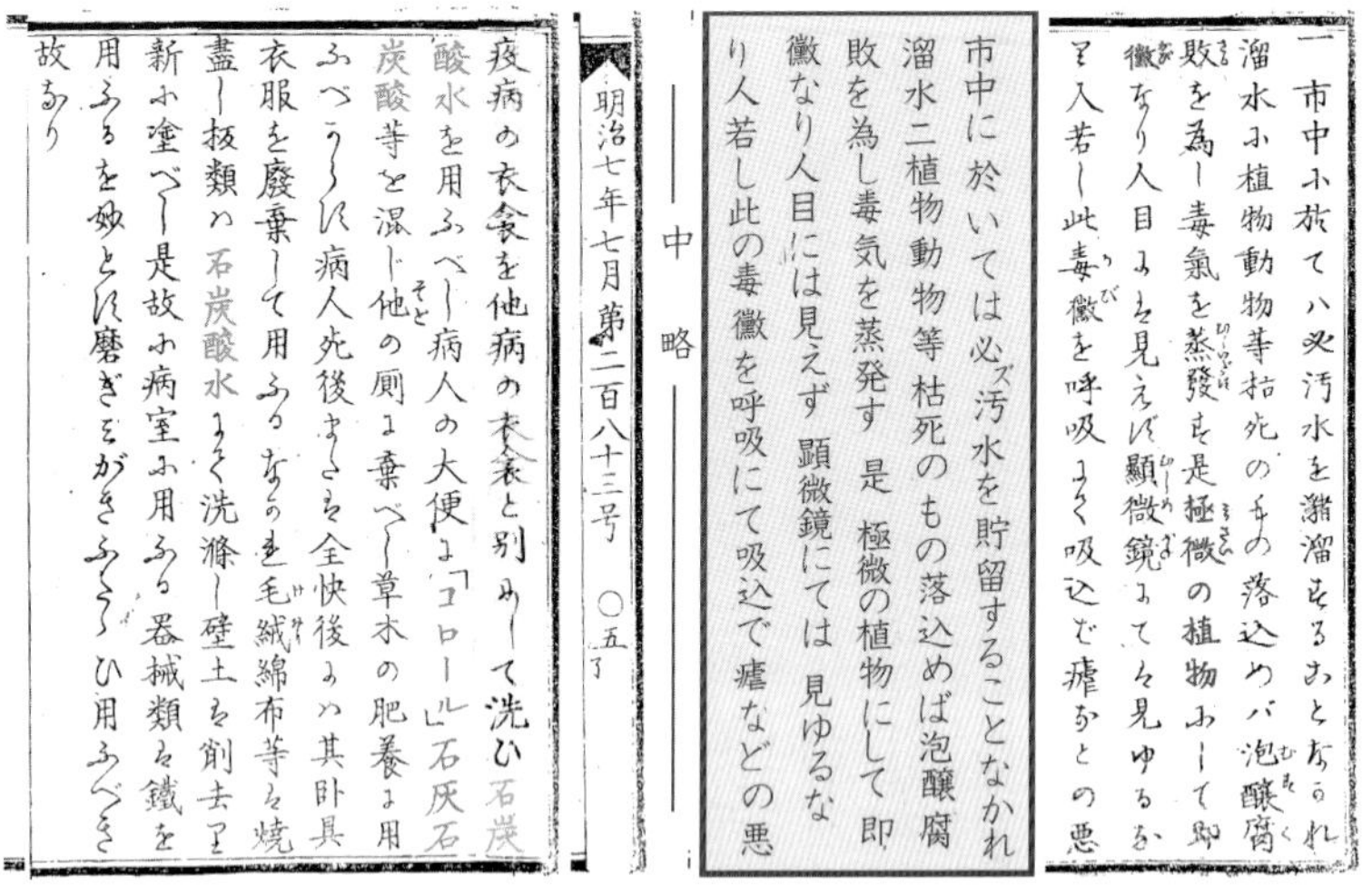

一 市中ニ於てハ必汚水を瀦溜することなかれ溜水に植物動物等枯死の物の落込めバ泡醸腐敗を為し毒氣を蒸發す是極微の植物にして即黴なり人目にハ見えず顯微鏡にて見ゆるなり人若し此毒黴《び》を呼吸にて吸込む瘧などの悪

市中に於いては必ズ汚水を貯留することなかれ溜水ニ植物動物等枯死のもの落込めば泡醸腐敗を為し毒気を蒸発す 是 極微の植物にして即黴なり人目には見えず 顕微鏡にては 見ゆるなり人若し此の毒黴を呼吸にて吸込で瘧などの悪

——中略——

明治七年七月第二百八十三号 〇五

疫病の衣衾を他病の衣衾と別にして洗ひ石炭酸水を用ふべし病人の大便に「コロール」石灰石炭酸等と混し他《そと》の厠に棄べし草木の肥養に用ふべからず病人死後または全快後にハ其臥具衣服を廢棄して用ふるなかれ毛絨綿布等を焼盡し板類ハ石炭酸水にて洗滌し壁土を削去り至新に塗べし是故に病室に用ふる器械類ハ鐵を用ふるを好とす磨ぎをがきふたゝひ用ふべき故なり

図30●明治７年京都府発行　ヨンケル著　悪性流行疾病の予防法概略の抜粋（網かけ部分は著者による読み下し文）

六年、薬局方の制定より一四年も前にヨンケルの指導を得て京都舎密局が誤用されることのないようにと特別な名を付けた「緑鉐水（くろろかるく・わあとる）」が、これと同じ内容の「緑礬と石炭酸水の混液」あるいは「緑礬と石炭酸水と塩素化石灰の混液」を指していたことは、間違いない事実であると思われる。

外科手術に石炭酸消毒を使用することは一八六七年（明治維新の前年）に、イギリスでリスターによって発表されたが、一八七五年頃まで、その応用は足元のイギリス本国ではむしろ伸び悩んでいた。その間に、ヨーロッパ大陸に例外的に速やかに広がり、ドイツ医学界においてはライプツィヒ大学外科のフォン・フォルクマン

(Richard von Volkmann) 教授やハレ大学のティールシュ (Carl Thiersch) 教授、ベルリン大学のトレンデレンブルグ (Friedrich Adolf Trendelenburg) 教授、ベルクマン (Christian Bergmann) 教授、さらに、高名な軍医のエスマルヒ (Johann Friedrich A von Esmarch) などが相次いで採用し始めていたのである。これには一八七〇年から一八七一年の普仏戦争の経験が生かされたのであろう。石炭酸消毒を採用したフランス軍では四肢切断手術後の死亡率が大幅に減少したが、採用しなかったプロシア軍では以前と同じように高率の術後死亡が経験されたのである。

ヨンケルは、医学生時代にゼンメルヴァイスの教えを受けた外科医として、すばやくこの石炭酸消毒法の臨床的意味がわかり、また来日直前の普仏戦争時にはプロシア軍医の資格でライプツィヒ大学に所属していたから、このプロシア側の戦陣外科の苦い経験の意味もリアル・タイムで身に沁みて理解できたはずだ。彼が、来日直後から躊躇なく石炭酸消毒法を臨床に応用したと考えるのが自然である。また、これが事実であることは、半井澄の先述の言葉や京都府の出した布令書から明瞭に確認できるのである。

# 3 ヨンケルをめぐる記録欠落の謎

ヨンケルがカルテというシステムを明治五年一二月「療病院治療條則第二条」の中で世界最初に定式化したことはすでに述べたが、当時、実際に使用されていたカルテと事務的記録が、明治五年以来、年間数百〜数千人もの患者が詰め掛けていたにもかかわらず、外来患者のものも入院患者のものもコピーも含め、一つとして残っていないのは本当に不思議なことである。その不思議はカルテだけに限らない。ヨンケルが一〇〇〇ドルの支度金をもらってヨーロッパから持参したはずの医療器械や欧米の最新図書も明治五年の開院式の時に一括展示され、多くの人々に深い印象を与えたはずなのに、私がこの歴史回想録を書くために、図書館のキュレーターの協力も得て探してみた限りでは、京都府立医科大学の歴史的文物保管庫にも貴重品書庫にも、もちろん本来の附属図書館にも、実物はもちろんそのリストすら発見できていないのである。そのせいであろう、ヨンケルは京都で、一度も麻酔を行ったり、（日本最初の）無菌的手技に配慮した手術を行ったりした形跡はないとされていた。これはすぐ後に述べるように、誤解であることがわかった。京都大学の大矢全節[64]による「京都療病院治療則・独逸人ヨンケル氏処方竝びに諸説」(明治七年の聞書き)はヨンケルの療病院における診療の実態を生き生きと伝えているのである。この内容は、ヨンケルが(療病院が開かれて丸二年後の明治七年一一月に)療病院の外来において診療を行っているところへ英語通訳の山田文友と医学生の原元良が陪席し、ヨンケルの診察内容を山田が日本語に訳し口述して、原がメモのような形で書き取っておいたものからなっている。症例は一七一例にも及ぶが、そのほとんどは内科や眼科の軽微な疾患であり、特に注目すべき治療法が記載されているようにも思われないところから、最近までその重要性が見過ごされてきた。

しかし、この「聞き書き」の歴史的意義は別のところにある。この毛筆書きの「聞き書き」は、入手していた大矢全節が、記録時点よりずっと後になって(六〇年以上経った昭和一一年に)、中外医事新報誌上に京都療病院治療シリーズとして発表したものである。内容をみると、これは確かに現場で書きとめられたメモのような性質のもので、あやふやなところも多くヨンケルはもちろん山田文友によっ

64　大矢全節(おおや ぜんせつ　一九〇一—一九八二年)
京都帝国大学医学部卒業。医学博士、蔵書家。緒方洪庵夫人の甥にあたり、明治初期の医学医事に精通していた。

ても、その正確さがチェックされた形跡はまったくない。したがって、歴史的教材としての客観的価値を判断する資料にはならないようなものである。しかし、ヨンケルが療病院の外来で、当時どんな診療をしていたかを今に伝える唯一の資料であることの価値は大きい。特に重要な発見は、ヨンケルが公衆衛生的な応用だけでなく、半井澄が書いていたように「ずっと石炭酸消毒を順守していた」事実が記録されているのである。

ヨンケルが一般の診療や外科手術傷に対しても、石炭酸水による消毒を日常的に使用し、「石炭酸水ガーゼ（綿紗）で傷口を覆う」ことや「カルボル酸水を綿に浸し赤螺袋（柿渋防水紙で巻くカバー？）を施し縛定す」とか「鉄炮疾銃創に石炭（酸）水を挿入し縛帯を施す」あるいは、「石炭酸水」を腐骨の伴った外傷に注入ないしは、ガーゼに浸して貼附するなど、リスターの示唆に忠実な防腐措置を全面的に重視・実行していたことが記録されている。さらに重要なのは、この「治療則」のなかで、ただ一例ではあるが、ヨンケルが確かに京都でクロロフォルム麻酔を行った上で手術をした事実を確認できるのだ。これは、「大矢全節：京都療病院治療則」（中外医事新報、昭和一一年二九九頁）に記述されている一例で、『四二歳男、両手膊腕痛〝レウマチス〟。原因。「エキスタート」（Exsudat）に因って肩膊運動し難きなり。上顎形胸形異常也。肩膊上昂す。欽盆不凹。肩昂起する故肉亦昂る。「コロロフォルム」用いて手術を施すべし。二三日入院す』とあるのがそれである。ここで、ヨンケルは整形外科的な症例をクロロフォルム麻酔を行って治療していた。当然、麻酔の専門家として、ヨンケル自身がInhalorを使用したことに疑いの余地はない。これは一七一例中の一例にすぎないが、ヨンケルは三年半の間、三〇〇〇人近い外来・入院患者全体を診る唯一人の診断・治療総括責任者として働いていたので、比例配分の単純な推定からしても、在任中には少なくとも数十人程度に彼のInhalorを使って麻酔下の手術を実施していたことに間違いはないだろう。

ただ、それらの症例の実際の具体的な記録は、カルテはもちろん病院統計を含め、いまだ発見できていない。だから、これまでの研究では、京都では彼が得意なはずの麻酔や無菌的手術の腕を振るうことはなかったとされていたのである。大矢全節の記録は、この誤解を正す重要な意味をもっている。ただ、ここで発表されたものは個人的なメモ的記録であり、しかも六〇年にわたって私的な聞き書きとして、療病院の外で療病院関係者の目に触れずほとんど忘れられた形で保存されていたのである。しかし、そのメリットはあった。実はこの状態で保存されていたために、それ以外のヨンケルに関係した公的資料がすべて完全に消滅したのに、例外的に廃棄の対象となる運命を逃れて今に伝えられ得たのだとも考えられる。

それにしても、京都府立医科大学内部におけるヨンケルに関する記録の滅失は、誠に無残である。これは、単にヨンケルの療病院内の彼の活動に関する客観的・個人的記録に関するものばかりではない。驚くべきことに、ヨンケルが繰り返し何度も論文を発表していた欧文雑誌である *The Medical Times & Gazette* の中で彼の発表論文が掲載されている号や、彼の名前が出ているニュース記事の出ている号などが同学附属図書館所蔵のシリーズからごっそりと欠落しているのである。それが、どうして集中的にそうなのかという謎は、いまだに解明されていないのである。

## 4 外科手術への石炭酸消毒法の応用

ヨンケルの外科的治療は、当時の外科医として世界的にみても非常に先進的と言えるものだった。一八六七年頃から一八八〇年にかけて（明治初期）、日本でも米国やヨーロッパでも人気が高かったアメリカ、ジェファーソン大学外科のグロス教授[65]は、エディンバラ大学を卒業後アメリカに渡り何冊かの外科学教科書の著者として高名だったが、ずっと後まで平服のまま感染にも何の考慮も払わず、大

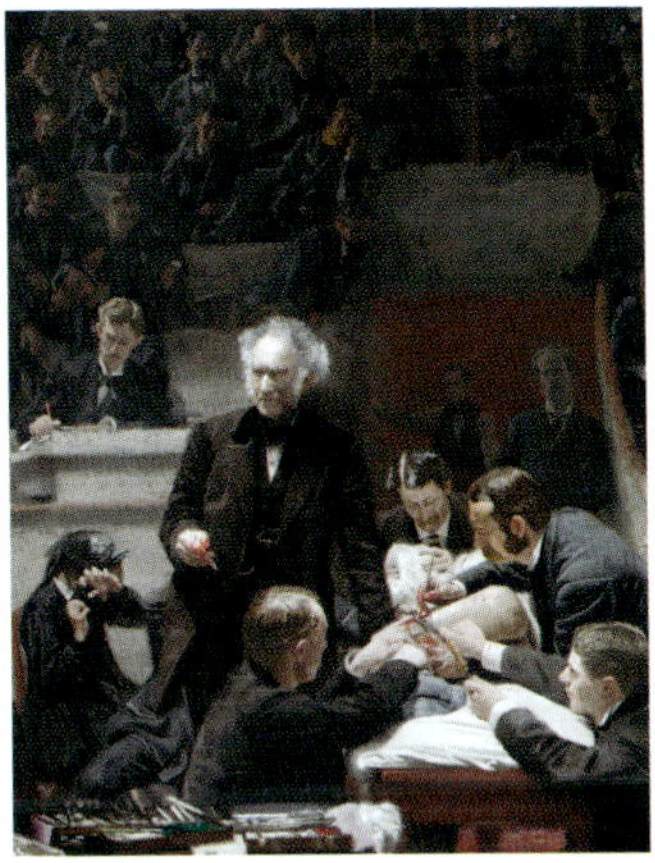

**図31**●ジェファーソン大学におけるグロス教授の手術（Thomas Eakins 画）

手術を行っていた。図31は有名なトマス・エイキンズ筆の〝Gross Clinic〟と題された記録画であるが、一八七五年の手術を描いている。リスターが無菌手術の重要性を示した論文を英語で発表して以来八年も経っているのに、中央にいる執刀医のグロスは、その辺を歩いてきたままの姿で、リスターの指摘も完全に無視して、無造作に素手でメスを振るっているし、助手たちも平服のまま大腿の切断らしい大手術の続行に熱中している。また左側には髪飾りをつけた家族らしい女性が、あまりに凄惨な状況に眼を覆いながらも陪席しているのが描かれている。ア

65　サミュエル・D・グロス（Samuel D. Gross　一八〇五―一八八四年）アメリカ合衆国の外科医。彼を描いたエイキンズの『グロス・クリニック』の絵画（図31）はあまりにも有名であるが、抗敗血症に対する配慮がなされていない当時の様子を克明に映し出している。後年、同じエイキンズによる『アグニュークリニック』の絵画と比較すると、その違いが興味深い。

メリカの先進医学校でもいまだに手術後感染の重要性には注意が払われていなかったのである。この事情は、一八六七年にヴィーン大学に招かれ、消化器外科の黄金時代を築きつつあった有名なビルロート教授[66]ですら一八七八年頃（明治一一年）まで石炭酸消毒法を使わず、傷を包帯などで覆わないで開放したままにする「開放療法」のみを採用していたのと比べても、ヨンケルの先進性を証明するものだ。

また、当時（明治八年頃）日本で最高の外科医とされていた順天堂の佐藤進[67]もヨーロッパの留学から帰ってきたばかりの時で、石炭酸消毒の存在は知っていたが、帰国直前まで師事していたビルロートの影響を受けその効果については疑問視しており、この時点ではいまだ採用してはいなかった。この状況を考えると、ヨンケルが明治五年からずっと石炭酸消毒法を重視し実践していたというのは、日本のみならず世界的にみても彼の先進性を証明するに余りあるものと言えよう。

また、ふんだんに資金が使え、人的資源も豊富だった日本陸軍軍医団ですら、明治一〇年（一八七七年）の西南戦争の戦傷者手術に石炭酸消毒は利用していなかった。それどころではなく、消毒や防腐や無菌手術への配慮も皆無に近かったのである。

図32は、陸軍最高ランクの医師であった一等軍医正の石黒忠悳[68]が西南戦争[69]時（一八七七年）の大坂陸軍病院で大腿を切断している絵で、博覧会で誇示した陸軍自慢の図であるが、麻酔にはJunker's Inhalor

も使わず、この点でウイリスの手術（一八六八年）より、むしろ前時代的であり、消毒や感染予防に対する気配りもまったくなかったことは、図20と比較してみると一見して明らかである。このような手

66 クリスティアン・アルベルト・テオドール・ビルロート（Christian Albert Theodor Billroth 一八二九―一八九四年）
オーストリアの外科医。胃がん切除手術を初めて成功させた。現在も彼の考案した術法「ビルロートI法」「ビルロートII法」は広く応用されている。音楽家ブラームスとの親交でも有名。

67 佐藤進（さとう すすむ 一八四五―一九二一年）
幕末から明治にかけての医師、陸軍軍医監、順天堂医院院長、のちに軍医総監。明治二年から五年間、ヴィーン大学でビルロートに師事、アジア人で初めてドイツで医学博士号を取得した。

68 石黒忠悳（いしぐろ ただのり 一八四五―一九四一年）
明治時代の日本陸軍医。西南戦争に従軍、また日清戦争では陸軍部の野戦衛生長官を務めたが、兵士の脚気惨害の責任を問われた。日本赤十字社社長。草創期の軍医制度を確立した。

69 西南戦争（せいなんせんそう 一八七七年一月二九日―九月二四日）
自由民権運動のなか、政府の改革により特権を奪われた士族が、西郷隆盛を中心として九州（熊本、宮崎、大分、鹿児島）で起こした武力反乱。結果は近代的な装備をそなえた政府軍が勝利し、西郷が切腹し終結した。日本国内で起こった最後の内戦と評される。

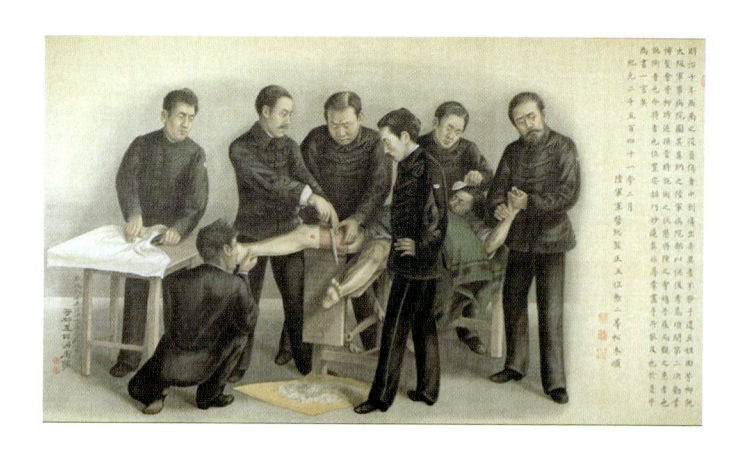

**図32**●明治 10 年の西南戦争に際して、それまで「日本陸軍」が経験したことのない戦傷が続出した。その治療に、戊辰戦争の戦陣外科の記憶はまったく生かされておらず、今や“賊軍”となった薩摩藩に属するウイリスの寄与は、むしろ積極的に葬り去られていた感がある。この記録画は、大阪陸軍病院において明治 10 年に行われた手術を、軍が後学のために五姓田 芳柳に命じて写真代わりに記録させたもので、この絵が如何に正確に実際の手術を表現しているかについて、時の軍医総監 松本（良）順の賛がついている。執刀医が石黒忠悳である。

（東京藝術大学所蔵）

術は、必発的に術後感染や敗血症を引き起こし、予後はほとんどの場合、まったく予想がつかないほど不良であった。術後の結果が一体どうなるか、追跡すれば、予後は明瞭にわかったはずなのに、それに配慮する姿勢も乏しかったのである。

この状態と比較して、ヨンケルがイギリスを含む西洋医学全般の最新の情報に詳しく、かつ、西南戦争より五年以上も前に、その実践において格段の先進性を示していたことは確かであり、遺された複数の文献でも証明できるように、石炭酸消毒法を日本に最初に導入した人であった事実もまた明らかである。

石炭酸による防腐や感染予防が大手術において、どんなに重要であったか、次に実例を挙げて説明しよう。

## 5　生死を分けた石炭酸消毒法の威力

大腿切断などの大手術における生死を分かつ石炭酸消毒法応用の意義は、明治二年の兵部大輔（国務次官）大村益次郎[70]の暗殺未遂事件と明治二二年の外務大臣大隈重信[71]の遭難の経過を比較してみるとよくわかる。

大村は明治二年九月四日、京都木屋町の長州藩控屋敷で食事中に八人の浪人に襲われ、刀で額や右足の膝など数箇所を骨膜に及ぶまで斬られた。膝では靱帯が少々切断されたが、自力で二階から下まで階段を駆け下りて避難し風呂桶の中に隠れ難を逃れることができた。その程度は動けたのである。その後、駆けつけた蘭方医前田松閣、大村達吉、新宮涼民の手当てを受けたが、止血だけが必要だった程度で、その場では「大事はない」と判断された。大坂でこの報告書をみたオランダ人医師ボードインと長崎の精得館以来彼の弟子だった緒方惟準[72]（この時は大坂仮医学校兼病院の長に任命されていた）も、それほど重症でないと判断して一旦は京都行きをとりやめた。しかし、経過を観察していた三人の医師の診断では、膝の傷は内部で化膿して症状は悪くなる一方なので、大村達吉は再度往診を強く要請した。ボードインと惟準が来て診て、大腿の切断が必要との判断が下され、大坂仮病院で手術することになった。彼は一〇月二日、担架に乗せられ四人の長州藩兵士に担がれ大坂に向かった。このとき担架を担いだ一人の若い兵士は山縣小助という名だったが、これが後の山縣有朋であった。彼らは、怪我人を気遣いながら高瀬川を下って伏見で一泊し翌日大坂についた。しかし、大村のような高官は太政大臣の許可なしには手術できない規則になっていた。やっと太政官の許可が得られたのは一〇月二七日になってからであった。ようやく右大腿切断の手術が行われたが、この間に膝の創傷は化膿・腐敗し甚だしい悪臭を放つようになり、敗血症が進んでいた。大村益次郎の死亡は一一月五日であった。この殉難の大きな碑が三条高瀬川のほとりに建っている。

70 大村益次郎（おおむら ますじろう　一八二五―一八六九年）
幕末期の政治家、軍陣、医師、学者。戊辰戦争では勝利の立役者となった。維新の十傑の一人。日本陸軍の創始者、陸軍建設の祖とされる。

71 大隈重信（おおくま しげのぶ　一八三八―一九二二年）
政治家、教育者。内閣総理大臣、外務大臣等歴任。円の制定、日本初の鉄道敷設など推進。一方、教育者として早稲田大学を創設し、高等教育機関を育成するために尽力した。また女子高等教育の開拓者でもあり、日本女子大学を創設した。

72 緒方惟準（おがた これよし　一八四三―一九〇九年）
医師、陸軍医。緒方洪庵の次男。オランダ留学を経て、京都の典薬寮の医師、明治天皇の侍医となる。一八六九年、大坂に設立された浪華仮病院（現在、大阪大学医学部）の院長となり、ボードインとともにその運営を担った。のちに陸軍医となったが、退役後は大坂で緒方病院を開院した。

後から考えると、救急治療には何よりも臨機の医学的判断が大切で、かつて鳥羽伏見の戦いの際にウイリスが京都の相国寺の臨時軍病院で行ったように、畳敷の一室であっても手術はできたはずなので、ここまで傷が悪化しそうなら、太政官許可のような事務手続きを待たず、医師の判断によって必要に応じて速やかに現場で大腿部切断手術を行うべきであった。しかし、その前に、このような斬傷は初期の手当てに石炭酸消毒を適切に行っておれば、ここまで悪化するはずのない外傷だった。この事件で、終始石炭酸消毒法を利用できなかったのが致命的だったのだ。

このとき襲われた大村益次郎は、かつて維新軍の江戸攻めに際して西郷隆盛も手を焼いていた幕軍の上野立て籠もりを一挙に征圧した功績を認められ、新しい日本政府で軍制を担当する幹部になっていたが、若い頃、緒方塾の住込み塾生としてオランダ医学を勉強したこともある医学者であった。塾に住み込んでいたときは、緒方洪庵の嗣子である幼い維準のお守りもしながら一緒に暮らしたこともあり、塾を卒業するときには塾長までまかされていたのだ。オランダ医学と適塾精神のよき理解者でもあった。

今や時が移り、明治維新直後の権力争いが激化した結果、西郷隆盛が参議の職を蹴って鹿児島に去ってしまった後を受けて、実質的にその権力の空席をうずめ、日本の軍政全体の最高指導者の座についていた。絶対ともいえる発言権を持つに至っていたのである。彼は、強力な日本の軍制を創設することに全情熱を傾け不慮の死の間際まで、大坂に新たな明治政府の陸・海軍士官学校を設立することや、並行して大坂に軍医学校と軍病院を創設することを太政大臣に訴え続けていたのだ。太政大臣三条実美からの返書には、これに賛同する趣旨が記されていた。適塾出身者を中心に据える、この軍政計画は実現の方向に進んでいた。しかし、この返書は、彼の生前には届かなかったのである。受取人死亡で、配達不能になったこの返書が今もそのまま保存されて残っている。

大村の救命手術が、もし成功し、彼が引き続き日本の軍政全体の最高指導者の座にあり続け得たとすれば、ボードインと緒方維準の希望にも沿う形で、この二人を新しい軍医学校と軍病院構想の中心に据え、適塾出身のOB達を日本近代（軍事）医政の中核へと押し上げてくれていた可能性は非常に高かった。しかし、大村の早すぎる死とともに、ボードインの願望も維準の望みも絶たれる結果になってしまったのだ。

一方、明治二二年、外務大臣大隈重信が馬車に乗って大臣官邸に帰る途中、暴漢に爆弾を投げつけられ、右足に重傷を負い右大腿を切断せざるを得なくなった。これは、大村益次郎の日本刀による外傷のような限局的で奇麗な傷ではなく、爆発の結果（図33）、「踝《くるぶし》や膝の骨が微塵に砕け肉が掴み取ら

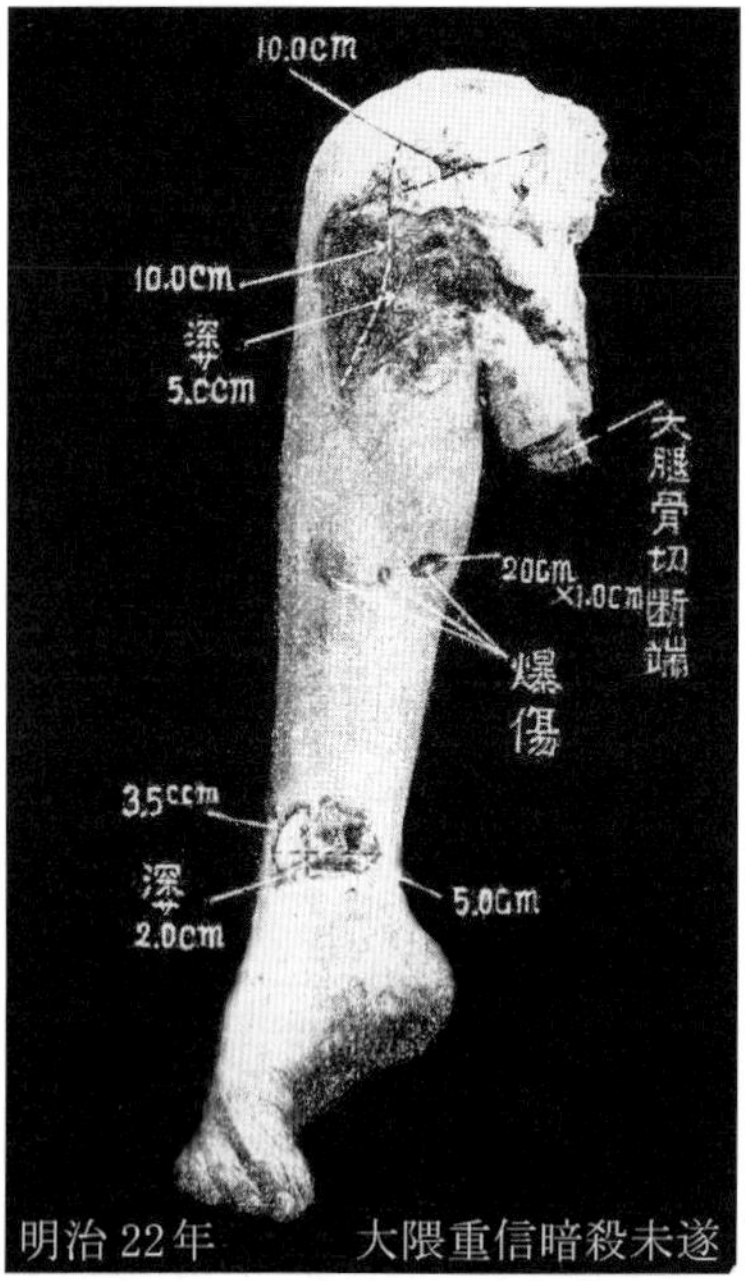


**図33●**切断された大隈重信の足（執刀医佐藤進の報告書から）（「中外医事新報」千二百五十一号四六頁、昭和13年）

れたようになっていた」のである（大隈侯八五年史）。右足全体が爆発物の破片や挫滅した骨片・肉片に汚染された状態であり、腐敗や化膿が大村の場合よりはるかに強く起こってくることが予想された。リスクは格段に高かった。しかし、実際の経過は違った。

この時点ではすでにビルロートも採用するようになり、無菌手術の常道となっていた石炭酸がふんだんに使われた。石炭酸水に浸したガーゼのシップのみならず、傷口には二次的に石炭酸水の注入まで行われたのだ。手術後の傷は軽度に化膿したが大事にいたらず治癒した。このとき手術をしたのは、ヴィーン大学でビルロートの薫陶を受けた佐藤進で、麻酔はベルツが担当したのである。

緒方惟準は、晩年、自ら設立した緒方病院で、この大隈重信のケースの報告を聞いたとき、かつて明治二年に治療を任された大村益次郎の場合との劇的な違いを痛感し、「これ専らわが医術の進歩せし功徳の預かって力ある為にあらずして何ぞや」と賛嘆したと伝えられている（中山　沃『緒方惟準伝』）。石炭酸による消毒の威力を彼ほど痛感した人はいなかったであろう。

もしヨンケルの来日が三年早く実現していて、手術に彼の経験が生かされ、京都で石炭酸消毒が応用されていたら、大村益次郎の悲劇も防止できたに違いないのである。これらの事実は、ヨンケルを中傷していた人が「彼は医学のこともよくわかっていない」などと言えた話ではないことを明確に証明するものだ。ヨンケルは、当時、外科学においても、最重要な二大発明、全身麻酔と消毒・滅菌法をリードする、世界の最先頭集団の中を走っていたのである。

コラム09 *column*

## 日本における石炭酸消毒法の伝播

最初期の無菌的手術というのは、リスターの石炭酸が用いられた。わが国で、石炭酸消毒を最初に使用したのはヨンケルだが、彼は石炭酸消毒を手術だけではなく伝染病の予防にも広く使用することを京都府に指導している。この後、日本国内でも石炭酸の手術応用は急速に広まり、たとえば、明治一四年に東京大学に来た二代目お雇い外国人医師のスクリバはウェルズなどと全く同じ術式で無菌的手術を行っていたことが学生の田代義徳の回想録『スクリバ外科医局日記』に記されている。

明治一五年にスクリバの教えを受けた猪子止戈之助《いのこしかのすけ》が京都療病院医学校に来て外科を教授することになった。彼は多くの優れた外科医を育てているが、京都においては石炭酸消毒法の伝統はますます隆盛になり、ほとんど途切れなく明治三〇年代に続いた。さらに、明治三二年に京都帝国大学医科大学が創立され猪子止戈之助が初代の外科教授兼付属病院長に転身して、石炭酸消毒法を京都帝国大学でも教え、その応用は全国に広がっていった。このようにして、明治五年のヨンケルの時代から二二年の大隈事件を経て三〇年代まで、無菌的手術が日本のあちこちで急速に利用される場面が増えていき、途切れず幅広く定着していった。

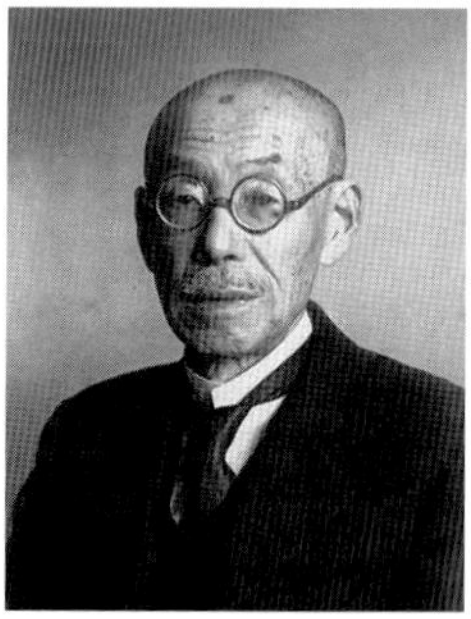
猪子止戈之助

## 参考文献


- 島津の源流　島津製作所　平成八年
- 図説・日本医療文化史　宗田　一　思文閣出版　一九八九年
- 京都府立医科大学八十年史　京都府立医科大学　昭和三〇年（一九五五年）
- 京都の医学史　京都府医師会医学史編集室　思文閣出版　昭和五五年
- Lister, J.: On a new method of treating compound fractures. Lancet i, 326, 1867
- Pasteur, L.: Recherches sur putréfaction. Comptes Rendus de l'Academie des sciences. séance du 29, juin,1863. LVI, p.1189–1194
- 京都療病院治療則：独逸人ヨンケル氏処方竝びに諸説（明治七年の聞書き）大矢全節　中外医事新報（1）p.495–498 (2) p.34–35、(3)83–84、(4)139–140、(5)189–190、＊(6)298–299、(7)344–346、(8)387–389、(9)424–427 (完)　昭和一〇年—昭和一一年
《ここに、石炭酸使用が記録されている症例を含む記録があり、＊はヨンケルがクロロフォルムを使う麻酔と手術を行うための入院を指示した症例の記録である》
- スクリバ外科医局日記　田代義徳　刀圭新報２(1)　四〇一—四一〇頁　明治四四年六月
- 京都療病院お雇い医師ショイベ：滞日書簡から　森本武利編著　酒井謙一訳　思文閣出版　二〇一一年
- 大隈侯八十五年史　第三巻　一六〇—一七四頁　大隈侯八十五年史編纂会（代表　市島謙吉）大正一五年
- 緒方惟準伝：緒方家の人々とその周辺　中山沃　思文閣出版　平成二四年
- 日本近代医学のあけぼの：維新政権と医学教育　神谷昭典　医療図書出版社　一九七九年
- 阿知波五郎論文集（上）近代医史学論考　思文閣出版　一九八六年
- スクリバ以前の創傷外科　田代義徳　中外医事新報1169号　一〇一—一〇五頁　昭和六年

# 第Ⅲ部

# ヨンケルからパストゥールへ

# 第6章 ヨンケルが残したもの

## 1 リスターの手紙

私は、一九九五年四月から京都百万遍にある公益財団法人ルイ・パストゥール医学研究センターに在籍して今に至っているが、ヨンケル所縁の京都府立医科大学（京都療病院の後身）から、フランスの偉大な科学者ルイ・パストゥールの名を冠する研究所への道程を考えても、元来ロマンティストでない私ですら、そこに私たちとの深い縁《えにし》を感じずにはいられない。というのも、ヨンケル、リスター、パストゥールと近代医学の礎となった重要な人物たちの精神が見事に脈々と一直線でつながっていると確信するからである。

こんなエピソードが残っている。

一八七〇年から一八七一年の普仏戦争に敗北したフランスは莫大な国家補償金を支払う羽目に陥り、精神的にも学術や経済活動の面でも国民の士気は大きく落ち込んでいた。このとき（一八七四年）、パストゥールに宛てて、誰知らぬものもない高名なイギリスの大外科医ジョゼフ・リスター卿（図34）から二月一八日付の思いもかけぬ手紙が届いた。その内容は、次のようなものだった。

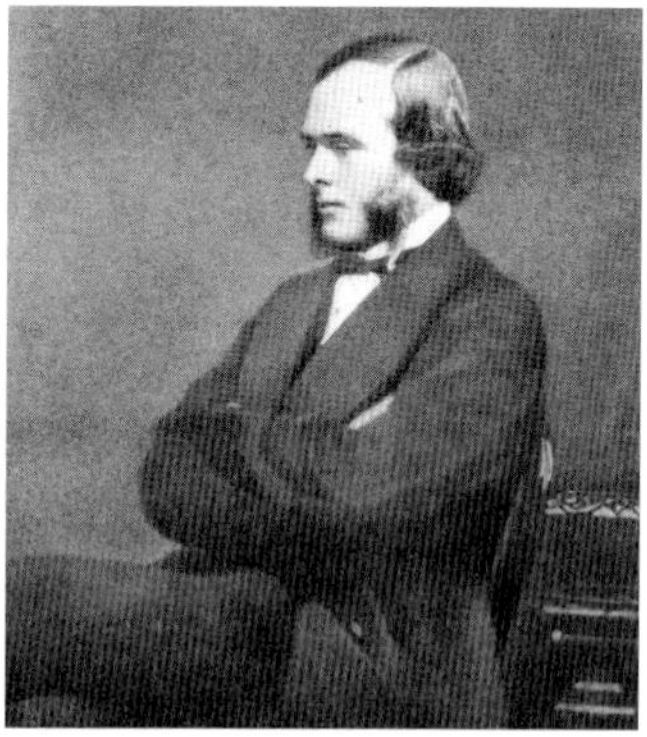

図34●無菌外科手術の創始者ジョゼフ・リスター

「拝啓、不躾ながら、別便にて小生の研究論文をお送り申し上げますことをお許しください。この小生の研究は、貴方が発酵の微生物原因説で明らかにされました御研究を踏まえたものであります。……貴方のこの素晴らしい研究によって腐敗の微生物学説の真理が小生に示されたおかげで、（石炭酸消毒によって）無菌的手術が可能であるという原理を知ることができたのであります。この事実に関しまして衷心より感謝の誠を捧げる次第であります。何時の日にか、貴方がエディンバラの私たちの病院をご訪問くださり、如何に多くの人々が貴方のご研究によって大きな恩恵を受けているかをご覧くだされば、真に御満足いただけることと存じます。

貴方のご研究により外科学がどれほど多くの恩恵を受けているか、ご理解いただければ、この上なく有り難く思う次第であります。……」

丁重かつ誠意溢れる、科学者としての敬意と感謝の言葉が綴られていた。

この頃、五二歳のパストゥールは個人的にも苦難の連続であった。四六歳の時に患った脳出血のための左半身の麻痺が固定化していた。しかも五人の子どもたちのうち、長女と次女と四女の三人の娘たちはすでに病死してしまって、娘は三女マリー・ルイーズ（Marie Louise Pasteur、後にヴァレリー・ラド（Pasteur Vallery-Radot）と結婚）だけが残っていた。たった一人の息子はプロシアとの戦いで受けた重い戦傷のためスイスで療病中であった。人一倍子煩悩のパストゥールにとって、この当時、家族の悲運は非常な苦しみであっただろう。

このリスターの手紙は、彼に国境を越えた科学者の熱い心を伝え、心の重荷を背負ったパストゥールに大きな励ましとなったのである。

## 2 パストゥールの恩恵

このエピソードの背景には次のような事情があった。外科手術に無菌的操作がいかに重要であるか、一八六七年に、リスターが実際に石炭酸を用いる滅菌的操作を実践して、その劇的効果を外科医に示すまで、ほとんど誰も知らなかった。いや、リスターが医学雑誌『ランセット』への論文投稿や学会発表で、何回もその重要性を強調しても注目する人がほとんどいなかったというのが事実であり、リスターにとって、とても残念な現実だったのである。

足元のイギリスの外科医たちや、イギリスで教育を受けて育ったアメリカの教授たち（当時はアメリカの指導的医師や学者のほとんどはイギリスかドイツで勉強してきた人たちであった）ですら、このリスターの成果を無視する傾向が強かった。

そのような中で、パストゥールの唱えた腐敗の微生物学説の真理がどれほどリスターの心の支えとして、また研究の中枢として存在していたことか。パストゥールに宛てた手紙を読まなくても容易に想像できる。「貴方のご研究により外科学がどれほど多くの恩恵を受けているか」と、リスターが手紙の中で書いているが、現在もなお、私たちはそのパストゥールの恩恵を受け続けている。

石炭酸による防腐や感染予防が、大手術においてどんなに重要であったかについて、明治二年の兵部大輔（国務次官）大村益次郎の暗殺未遂事件と明治二二年の外務大臣大隈重信の遭難の経過を例にして、すでに第5章で詳細に述べたとおりである。

大村の事件と、このヨンケルの経歴や実力を思い合わせると、「もし、彼が大村益次郎遭難現場に駆けつけることができていたなら」と思わずにはいられない。

繰り返しになるが、もしヨンケルの来日がもっと早く実現していて、手術に彼の経験が生かされ、京都で石炭酸消毒を応用することができていたら、大村益次郎の悲劇も防止できたに違いないのだ。そうなれば、京都の医学の中で、いや、日本の医学の中で救世の国手としての光輝燦然たる評価が彼に与えられていた可能性は高かった。しかし、タイミングのずれという運命の巡りあわせで、残念ながらヨンケルは、日本政府の要人たちや日本の国民多数の前で、その手腕を披露して見せる場をもつことができなかったのである。

コラム10
*column*

## 石炭酸消毒の受容

近代無菌外科学の父と言われたジョゼフ・リスター（一八二七―一九一二年）は、すばやく消毒の重要性に着目し、下水の悪臭を消すのにイギリスの田舎の一部で利用されていた石炭酸を人間の手術の後の傷の腐敗からでてくる甚だしい悪臭を消すのに応用してみるということを思いついた。彼は、これが治療上も大変有効であったという経験の理論的根拠を求めていたのだが、パストゥールの「腐敗は黴菌の感染によって起こる」という発見によって説明できると考えたのだ。つまり、石炭酸が黴菌の感染を防ぐ、と考えるとスッキリと説明できるというのである。

残念なことに、一般の外科医は保守的で、何事も、本当に新しい発見はスンナリとは受け入れられない。手術後の予後を追跡すると結果の優劣はすぐ明確になるはずなのに、無菌的手術の理解はなかなか得られず、普及するまでに、さらに二〇年近い年数がかかってしまった。もっと具体的に言うと、ウェルズやヨンケルのような一部の外科医は理論的にも納得して速やかに採用していたが、ほとんどの外科医はまずあら探しをし、石炭酸の強い刺激性を一つの理由に使うのを拒否していた。初めのうちリスターが、この黴菌が空気中に塵のように浮遊していると考え腐敗を防ぐためには、それらを完全に殺菌する必要があると主張し、手術前から高濃度の石炭酸をスプレーで噴霧して部屋の空気を殺菌せねばならないと力説、実行した点も嫌われた（図20を参照）。

やがて細菌培養ができるようになり、黴菌は空気中からではなくて主として医者や看護師などの手や手術用具や手術材料から来ることがわかり、スプレーは「百害あって一利なし」ということでリスター自身が廃止を表明。使用する石炭酸水溶液の濃度も、できるだけ低濃度にするように変わった。

その間に細菌学が進歩し、悪臭を放って腐敗している傷口の組織を取って顕微鏡で見てみると、実際、さまざまな細菌が繁殖していることが証明され、それらの培養もコッホ（Robert Koch）が成功し、石炭酸によって、それらが死滅することも証明された。このことによって、パストゥールの発見とリスターの臨床的観察の正しさが、細菌学的に証明されたのである。

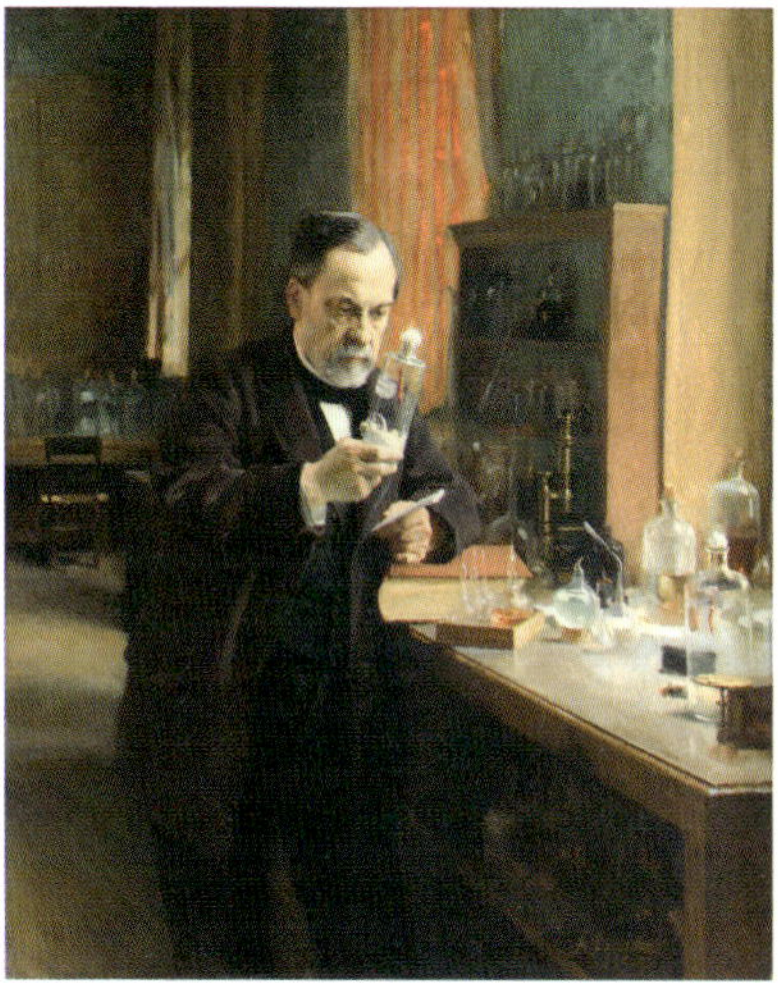

ルイ・パストゥール（Albert Edelfelt 画）

## 3 真の文化人であったヨンケル

ヨンケルは、真の意味で教養人であり文化人であった。彼の経歴からみて、生まれはオーストリアで医学以外に文系の学位も持っているような人だったので、ドイツ語、オランダ語、フランス語、イタリア語、英語、ギリシャ語、ラテン語など自由に使えたであろうし、中国語もかなりマスターしていたようだ。彼の著書『扶桑茶話』[73]を見るとわかるように、日本の動植物のラテン語学名にも詳しかった。

日本にはわずか三年半しか滞在しなかったのだが、日本語の習得ぶりは驚異的であった。来日わずか一ヵ月後には「療病院治療條則」などを書き上げたことはすでに紹介したが、日本の古代史についても、古事記や万葉集の原典まで読みこなし、詳細な知識を得ていたし、明治初期当時の日本文化についても驚くほどの学習振りであった。

たとえば、茶会のしつらえについての詳しい解説とか、「街頭で講釈師がこんなことを言っていた」というようなことを聞いてきてドイツ語でレポートを作るとか、あるいは謡曲「鉢木《はちのき》」など何曲かをドイツ語に訳したり、歌舞伎の「忠臣蔵」の台本も竹田出雲の原本から直接に翻訳するなどして、帰国後、日本の文学や固有の文化を幅広く扱った地誌学を三冊とお伽ばなしを一冊、合わせて四冊（すべて五〇〇ページに及ぶ大冊）を流暢なドイツ語で日本学の研究として発表したのである。これらの原著はなかなか読みにくいが、幸いなことに奥沢康正が思文閣から『扶桑茶話』を、また八木聖弥と熊谷知実が文理閣から『瑞穂草』[74]というタイトルで日本語訳を出版したので、容易に入手して読むことができるようになった。ドイツ語原文は、有名な文芸評論家のシェラー（Wilhelm Scherer）が、「こ

73　扶桑茶話（ふそうちゃわ）
原題は『Japanische Thee-Geschichten. FU-SO CHA-WA』。全三六四ページ。一八八四年にヴィーンで出版された。収録内容は「七福神の宝舟」「安珍と清姫」「漁夫、浦島」等三一篇からなる日本の歴史的説話、伝説、民話の翻訳書であるが、ヨンケルによって書かれた冒頭文（はじめに）は、彼がいかに日本文化に精通していたかが窺える名文となっている。

74　瑞穂草（みずほぐさ）
原題は『Midzuho-gusa, Segenbringende Reisaehren, Nationalroman und Schilderungen aus Japan』、全三巻。一八八〇年にライプツィヒで出版。ヨンケルは日本の文学、地理、信仰等を丹念に調べ上げ、独自の日本文化論を展開。現代人にとっても明治初期の日本を知る貴重な記録となっている（コラム11参照）。

れは素晴らしい翻訳だ」と激賞したというほどの名文であり、これは重訳からでも十分に味わうことができる。ヨンケルは間違いなく傑出した国際的文学者でもあり民族学者でもあったのだ。

しかし不幸にも、当時彼とともに働いていた日本人の間に、彼のこの教養がよく理解できなかった人がいたようだ。「彼は日本のことに興味がない」とか「文化人ではない」とか「医学についてもわかっていない」など、あちこち、ヨンケルのいないところで、失脚をねらって悪口を言いふらしていたことが伝わっている。

しかも、その讒言《ざんげん》の内容は、今から見てまったくの見当違いであった。というよりも、その人たちには、ヨンケルの人物の大きさがまったくわからなかっただけのことであった。もし、彼らが深い文化性を理解できるフェノローサ[75]に対する岡倉天心[76]のような人物であったなら、彼の素晴らしさを正しく評価でき、後世に生き生きと伝えることができたであろう。残念なことに、ヨンケル自身も一切自己弁護をしない人だった。そのため、これらが一犬虚に吠えて万犬の雷同を呼ぶかの如く、一人歩きすることになったのだと思われる。

今となっては笑い話のようだが、こんな話が残っている。ヨンケルは、何かにつけて「バカ」「バカ」と発しては、日本人をバカにしていたというのだ。これも傲慢不遜だという彼の評価につながっていったのだが、実は、ドイツ語には「バッケ（Backe）」という単語があり、これは日本語で「あらまあ」という驚きや戸惑いをするのと同じような場面に使う口語表現なのだ。今のように、あらゆる言語がインターネット検索ツールを通じて即座に調べることができる時代ではなく、長い鎖国から目覚めたばかりの日本においては、それを理解できなかったことも致し方なかったのかもしれないが、当時の日本人がもっていた西洋に対する劣等感から過度に反応した結果と考えられないこともない。残念ながら、この一言の誤解もヨンケルと間近にいた日本人たちの間に大きな溝を作っていったのだろう。

75　アーネスト・フランシスコ・フェノローサ（Ernest Francisco Fenollosa　一八五三―一九〇八年）
アメリカ合衆国の東洋美術史家、哲学者。明治時代のお雇い外国人の一人。一八七八年に来日し、東京大学で哲学、政治学、経済学等の教鞭を執った。学生の中には岡倉天心、嘉納治五郎、坪内逍遥などがいた。その一方で、日本美術を高く評価、研究し、助手の岡倉天心とともに東京美術学校の設立に尽力した。

76　岡倉天心（おかくら てんしん　一八六三―一九一三年）
思想家、文人。フェノローサとともに東京美術学校の設立に大きく貢献し、のちに日本美術院を創設した。近代日本における美術史学研究の開拓者で、美術史家、美術評論家としても活躍した。

「ドイツ人教師は、傲慢不遜であり、日本人をバカにしている」というのは、少なくとも、ヨンケルより一年早く東京大学に来たドイツ軍医ミュラーとホフマンについては真実であり、東京で彼らのとった態度の噂は早くに京都まで達していた。ミュラーは、来日時の契約を楯にとって、自らを「権限上、大学の誰よりも上位にあり、文部大臣（文部卿）直属で、大学の閉校も自らの権限で決定できる」とし、「誰の意見も聞かなかった」。そういう意味では、本当に傲慢で、日本人をバカ扱いしていたのである。ミュラーは明治四年八月二四日に来日、東京に着任したが、四ヵ月も経たない明治四年一二月に生徒の大部分は無能力であると断定し、医科大学をいったん閉校することに決め、約三〇〇人いた学生の全員を即時退学させてしまった。そして、そのあとで、彼が適格と認めた五九人だけに再入学を許可したのである。これら学生は、ほとんどが各地方の有力者の推薦によって送られてきた人たちであり、彼らを放逐することは、これら有力者の意向を逆なでする行為に他ならなかった。まさに超法規的措置で、文部卿大木喬任の同意は求めたものの、大学にいた日本人は誰も口を挟めないことだった。このようなドイツ人教師の傍若無人ぶりは、日本人にとって驚天動地の暴挙であり、同じドイツ人教師であるヨンケルを貶めるのに「ドイツ人の傲慢不遜」といえば、ああそうか、ということになり、事実として彼が本当に傲慢不遜であるかどうか証拠の必要もなかったのである。私は、「頗る非常なほど威張りかえる」というドイツ人についての枕詞はドイツ帝国主義者であったミュラーにこそ当てはまったが、ヨンケルについてはまったく見当はずれの濡れ衣であったと思う。

また庭についての興味深い話がある。ヨンケルがいよいよ日本を離れる時に、当然ながら日本に滞在中住んでいた立派な日本庭園のあった家屋をきれいに片づけて帰国の途に就いたわけだが、美しく管理されていた日本庭園が木々や庭石など含めてすっかり片づけられていて、これもまたヨンケルに対する批判の矛先となったようだ。「日本文化を知らない外国人が、きれいに整った庭を無茶苦茶にして意地悪をして帰った」と陰口を叩かれた。実は、これこそ、逆にヨンケルが日本文化を大切に思っていた証左で、ヨンケルは大切な木々や植物、庭石などが主人なき後に放置されないように、職人を通じて以前からそれらを所望していた隣人のレーマンに譲っていたのだ。

事実、今から考えて、ヨンケルの日本文化研究の幅と深さからみて、彼の周りには多数の真に教養ある日本人が取り巻いていて、虚心に彼を助け日本文化理解のお手伝いをしていた。ヨンケルが少しでも傲慢不遜な態度で接していたら、このような真に教養ある日本人があのように親身の助力をし続けたはずはないのである。彼自身もまた、日本から帰国して以後もずっと、活発な日本文化の研究活動を通じて日本文化を敬愛する姿勢を一貫して保っていた。

彼は、自分について陰で言いふらされていた中傷や陰謀とも言える一連の策動に対して、日本滞在中も帰国後も苦情や反論を一度たりとも漏らすことはなかった。この悪質な讒言が、彼の耳にはまったく入らないように巧みに仕組まれていたのもその一つの原因かもしれないが、むしろ本当は、彼が日本について限りない愛情をもっており日本人の善良さを百パーセント信じきっていたことが、最後まで弁解がましいことを言う気持ちにすらならなかった本当の理由だったのではないかと、私には思われるのである。

## 4　医学教育に関するヨンケルの理念

ヨンケルの非を吹聴する人が、「彼は教育に不熱心で、授業振りはきわめて冷淡、傲慢不遜。事あるごとに日本人をバカ呼ばわりし、侮蔑劣等視した。横柄かつ専横なる人であった」、「しかも、医学を学ぼうとして入学した生徒に、ドイツ語やラテン語の学習を長々と強制している」、「三年経ってもいまだ解剖学の講義を続けており、臨床ですぐ役立つ技術をなかなか教えない」などと述べて京都府に

*column*

コラム11

## 日本贔屓であったヨンケル

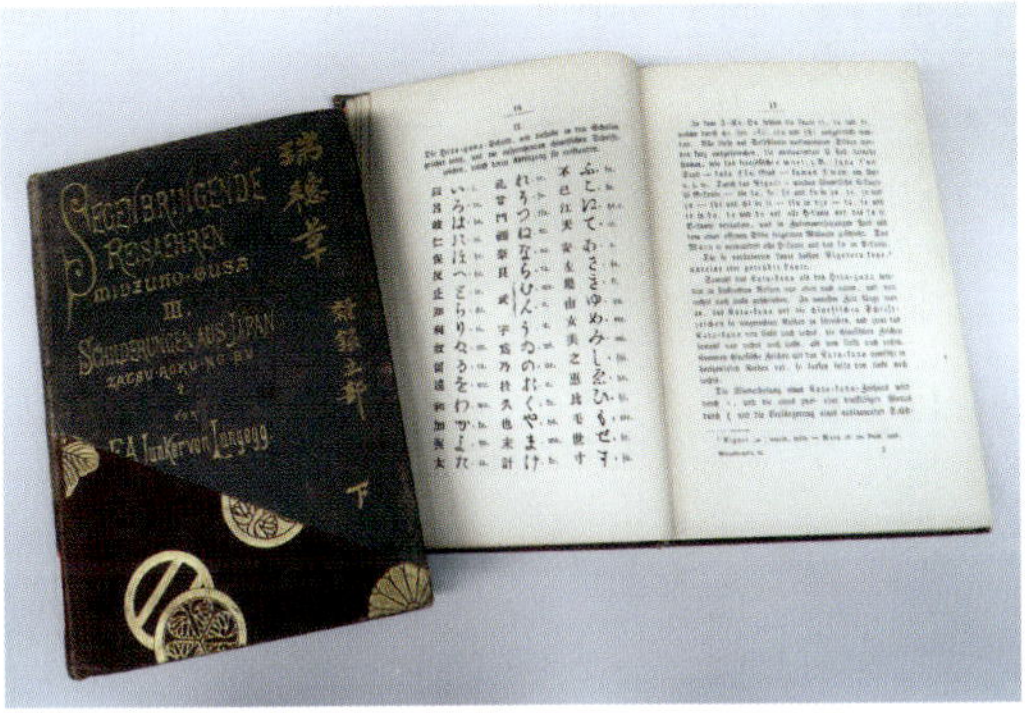

『瑞穂草』（全３巻、ヨンケル著、1880 年刊、京都府立医科大学附属図書館所蔵）

ヨンケルの人物像について、過去の資料や業績を調べれば調べるほど、ずいぶんと誤解され流布されていることを理解する。むしろ、彼は非常に博識のある文化人で日本贔屓ですらあったと感じるのである。鎖国から目覚めたばかりの当時の日本人と現代の私たちとの感覚を比較することに無理があるかもしれないが、もっと良好な関係が両者に築けたならば、私たちはさらに彼からの恩恵を享受できたのではないだろうか。

短い滞在ではあったが、彼の日本への関心は高く、時間の許す限り日本の至る所へ旅している。明治七年七月一二日から一月余りの夏季休暇では、神戸、東京、遠くは北海道まで足を運んだ。訪れた地の歴史、風俗、習慣等に触れ、それらが帰国後、立派な日本文化論としてまとめられ出版された。

対して繰り返し、彼を馘首するように迫ったと伝えられている。一方、ヨンケルは、基礎教育や基礎医学を重視しており、いくら圧力を掛けられても、「一切の基礎教育や理論を端折って、実用に役立つ臨床教育をすぐに始めてほしい」というような要求には断固反対の立場を堅持していた。このような〝何が高等教育において大切か〟という教育理念の差が、ヨンケル排斥の真の理由になっていたように、私には思われる。

同じようなことは、先に長崎医学伝習所で、安政四年（一八五七年 明治維新の一一年前）にオランダ人医師ポンペが講義を始めたときにも起こった。彼は、医学のことは触れず、まず（物）理学や化学の講義のみから始めたので、伝習生から「臨床講義を先にしてほしい」という強い要求が出された。ポンペは医学を体系的カリキュラムに従って教育しようとしていたので、このような無理解な要求には断固として応じなかったという。長崎でも京都でも同じような不満の声が出たのである。これは文明開化を求める日本で、なにはともあれ一刻も早く欧米に追い付きたいという一般的な傾向であったと言ってよいだろう。

ヨンケルは、入学前に自然に何ヵ国語もマスターできる国に生まれた上、伝統あるヴィーン大学に入り、ラテン語やギリシャ語も駆使して哲学と法学を五年間学び、それからさらに基礎医学と臨床医学を五年間かけて勉強してきた人である。彼自身の体験とくらべて、維新後の日本で、基本的には読み書き・そろばんと漢文などの成績さえよければ小学校卒業のレベルで入学が許可される医学校に来て、「西洋医学をすぐにでも応用できるように教えてほしい」という要求が出てきたのにはさぞかし肝を潰したであろう。

開校して三年目には、「三年たっても生徒が西洋医学をマスターできていない」と非難されたのである。当時は、臨床医学はもちろん、物理・化学・薬学をはじめ基礎医学でも、完全な日本語の教科書はいまだ作られていない国で、ドイツ語も英語も、いわんやラテン語など、習ったこともない生徒を前に、ヨーロッパの教科書も使うこともできず、たった一人の教師であったヨンケルは当惑したに違いない。

まずはドイツ語をわかるようにせねばということで、初めは彼自身が、やがてはリウドルフ・レーマンにも依頼して、言語を先に勉強させようとしたのは当然であろう。また、解剖学は、言葉のニュアンスが完璧にわからなくとも、具象であるので、とっつきやすかったに違いない。まず、解剖学から教え始めた。しかし、なんと言っても、読めるようになるのには時間がかかったようだ。ただ、彼は、何時までもそのレベルに止まらず、講義ノートから判断する限り、理・化学を教育し、生理学に進み、病理学や伝染病の予防などの実学についてもできる範囲で教育を進めていた。しかし、日本の常識では、医学の最新の技術を習うのに、ドイツ語やラテン語や、理・化学の知識がなぜ要るのか、理解を超えていた。日本の漢方医学では（蘭方でも同じだったが）、入門直後からでも、見よう見まねで臨床経験を積むことはできたのである。西洋医学では、なぜ、基礎科学や基礎医学が前もって必要なのか、さらには、一見なんの関係もないドイツ語やラテン語文法などが、学名や薬品名を知る以上に、なぜ必須なのか、先人の成果を早く正確に覚えるということで評価されてきた鎖国時代の教育の〝秀才〟には、このギャップを理解することは非常に難しかった。いわんや、科学の基礎や科学哲学を理解することの重要性はまったく理解できなかったであろう。

このギャップの本当の意味を理解するのに、ヨンケルの後、四年ほど遅れて東京大学へ来たベルツの言葉が役に立つ。ベルツは明治九年ライプツィヒ大学から推薦されて日本に来たのだが、それはヨンケルに続くライプツィヒ大学推薦による二人目の「お雇い教師」としての来日であった（三人目は明治一二年に京都府立医科大学へ来たショイベである）。ベルツは日本に二六年いて、多くのお雇い外国人教師を見てきたが、帰国一年前の明治三四年（一九〇一年）、東京大学在職二五年を記念するパーティにおいて、次のような言葉で、その存念を述べている。

「日本は、ここ三〇年の間、西洋各国から教師たちを招いたのであります。もともと彼らは科学の樹を育てる人であるべきであり、またそうなろうと思っていたのでありますが、彼らは科学の果実を切り売りする人として取り扱われたのでした。彼らは種をまき、その種から日本で科学の樹がひとりでに生えて大きくなれるようにしようとしていたのでした。その樹たるや、正しく育てられた場合、絶えず新しい、しかもますます美しい実を結ぶものであるにもかかわらず、日本人は、今の科学の成果のみを彼らから受け取ろうとしてきたのであります。ただただ最新の成果を彼らから引き継ぐだけで満足し、その成果をもたらした精神は学ぼうとしなかったのであります」。

ベルツのこの言葉は一二三年前の慨嘆であるが、ヨンケルは、その時点から〝三〇年前〟に同じライプツィヒ大学からの最初の外国人医学教師として来日し、その時点およびそれ以後の彼の行動から推量すると、実に今から一五一年前に、まさにベルツの言葉のように、日本で果実の切り売りではなく真の医学の果実を生む科学社会の樹を育てたいと望んで行動していたのである。基礎から、そして基礎医学から、次に着実に時間をかけて臨床医学まで美しい果実のなる大樹を育てたいと、彼は考えていたに違いない。もし、その考えが歓迎され、ベルツのように二六年以上も京都に留まることができていたならば、彼は生涯を賭けて、この理想を実現するように努力できたであろうにと、私にはとても残念に思われる。

## 5 帰国後のヨンケル

「傲慢不遜な」と誤った評価のせいなのか、半年間の任期が延長されただけで、結局ヨンケルは療病院を解雇され、一八七五年に日本を去った。その後の記録はあまりなく、彼の生活や家庭環境についての詳細は不明であるが、イギリスに戻り、一八八二年から一九〇一年までロンドンで医師として働いていたようである。これは麻酔学の藤田俊夫が入念に調べた結果なのだが、それによれば一八八三年にはベルリンのシャリテ病院のバルデレーベン（Heinrich Adolf von Bardeleben）教授と一緒に仕事をしたことや、一八八四年にはパリ医科大学とも関係していたということだ。ロンドンでは、再度サマリタン病院で働いていたようで、一八八六年と一九〇一年の「医師人名録」に内科医として記載があり、確かに在籍していた。

語学堪能だった彼は翻訳家としても働いた。ヘンドリクス・ツヴァールデマーカー（Hendriks

コラム12 *column*

## ヨンケルの写真

ヨンケルの写真は二枚だけ現存している。どういうわけか来日当時と帰国直前のものである。ウエストショットの写真は、来日当時の四四歳のヨンケル（口絵）。詰襟の服に大きなベレー帽を被り、豊かな髭が顎を覆っている。眼光は鋭く、一見不愛想に見受けられる。一方、帰国直前の写真には官舎の庭で和服姿のヨンケルが初の卒業生である江阪秀三郎や通訳の山田文友たちとともに写っている。背は高くなく布袋さんのような体形で、カメラのレンズを見ると魂が抜き取られるという当時の迷信を信じているらしく、羽織袴姿のヨンケルはそっぽを向いて被写体として収まっている。その表情からは窺い知れないが、日本滞在を希望していただけに、自ら設計に関わった療病院の完成を見ることも、そこでの本格的診療や教育を実施することもないまま去らねばならなかった心中とは、どのようなものであっただろう。

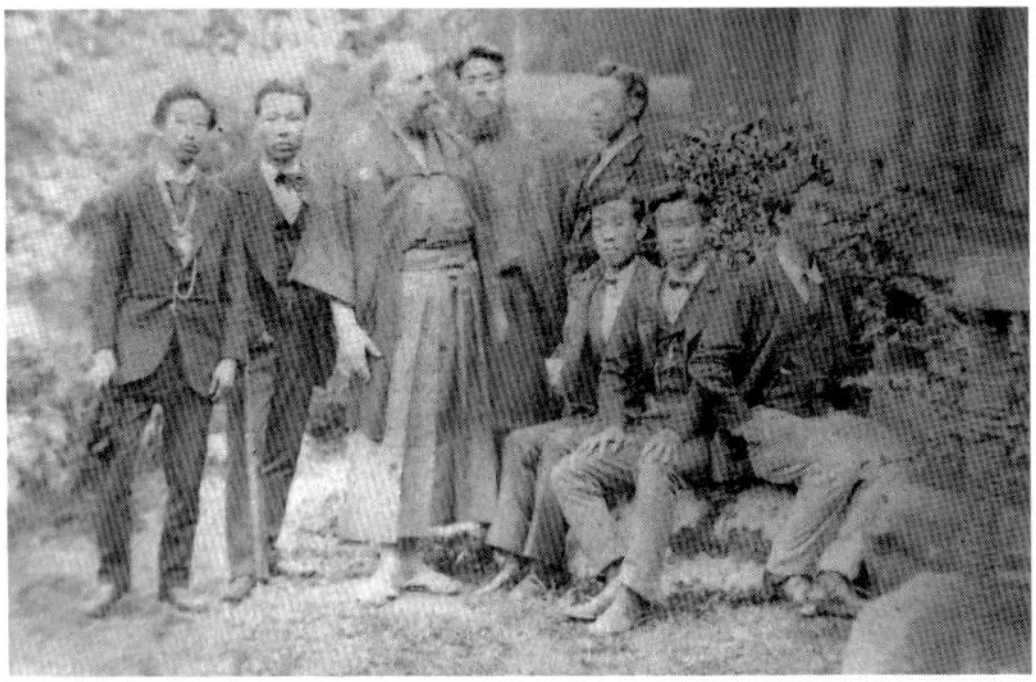

ヨンケル　帰国直前の記念撮影（京都府立医科大学附属図書館所蔵）

Zwaardemakers）の『嗅覚生理学（Physiologie des Geruchs）』のドイツ語翻訳や、ユトレヒト大学のウィンクラー（C. Winkler）教授がオランダ語で発表した脳科学講演記録集をドイツ語に翻訳解説した評論も出している。一方で“Geschichte der Entdeckungsreisen nach dem Goldlande El Dorado im 16. and 17. Jahrhundert”（一六世紀から一七世紀にかけて、黄金の国エルドラドへの発見航海の歴史）という、彼の筆による興味深い本も一八八八年にライプツィヒから出版された。ここでも遺憾なく多才ぶりを発揮している。

しかしながら、先述の研究者たちが熱意をもって調査しても、長らくヨンケルの晩年のようすや正確な没年月日や場所を知ることはできなかった。どうやら一九〇一年に亡くなったらしいことまではわかっていた。ところが、最近になっていくつかのことが判明した。

二〇二二年に八木聖弥監修のヨンケルの『瑞穂草』（訳 熊谷知実）が出版されたのだが、それによると、ヨンケルの訃報について掲載されたヴィーンの新聞が見つかったというのだ（図35）。掲載内容は、「一九〇一年一一月二〇日水曜日の午後一時にプルカースドルフのサナトリウムで長患いの末に亡くなった。奉献は二二日金曜日四時一五分よりマッツラインスドルファー・リニーエ前にあるプロテスタント教会の礼拝堂で、埋葬は同教会の家族墓にて執り行われる。ヴィーン、一九〇一年一一月二一

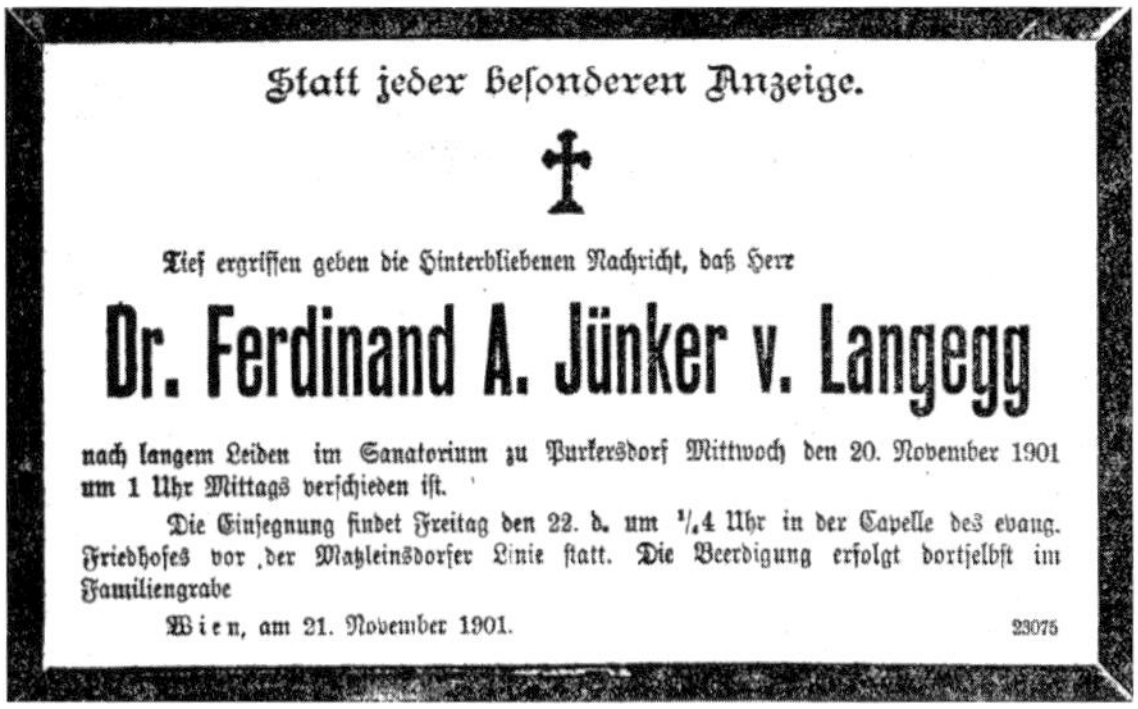
Statt jeder besonderen Anzeige.

Tief ergriffen geben die Hinterbliebenen Nachricht, daß Herr

**Dr. Ferdinand A. Jünker v. Langegg**

nach langem Leiden im Sanatorium zu Purkersdorf Mittwoch den 20. November 1901 um 1 Uhr Mittags verschieden ist.

Die Einsegnung findet Freitag den 22. d. um $^1/_4$4 Uhr in der Capelle des evang. Friedhofes vor der Matzleinsdorfer Linie statt. Die Beerdigung erfolgt dortselbst im Familiengrabe

Wien, am 21. November 1901. 23075

図35●ヨンケルの訃報を知らせる記事

日」とある。

彼が故郷のヴィーンに移り住んだのは、おそらく亡くなる直前のことなのだろう。この記事に掲載されているように、マッツラインスドルフ・プロテスタント墓地に埋葬された。しかし家族の墓地は一九四二年まで存在したが、その後、墓は1―116の番号で再配置されたようだ。

結局、ヨンケルは生まれ故郷で最期を迎えた。サナトリウムのあるプルカースドルフは、ヴィーンの森の一部に位置しており、豊かな自然に囲まれた静寂な彼の地は、ヨンケルが波乱の一生を平穏に終えるにふさわしい土地だったように思われる。

特記すべきことは、ヨンケルが帰国後、わずか三年半の日本滞在にもかかわらず、『瑞穂草』（一八八〇年にライプツィヒで出版）と『扶桑茶話』（一八八四年にヴィーンで出版）の日本文化に関する著作を書き上げたことだ。これらの文面から、日本文化をこよなく愛し、造詣が深いことを示す確かな筆致だけではなく、日本文化をヨーロッパに広く知らしめたジャパノロジストとしても高く評価される。

来日から帰国後死去するまでの二九年間、彼の一貫した文筆活動から推量する限り、彼の心は、ずっと愛する日本にあったのである。

### 参考文献


- Pasteur, L.: Recherches sur putréfaction. Comptes Rendus de l'Academie des sciences. séance du 29, juin 1863. LVI, p.1189–1194
- Lister, J.: On a new method of treating compound fractures. Lancet i, 326, March 16, and ii, 277, April 27, 1867
- 阿知波五郎論文集（上）近代医史学論考　思文閣出版　一九八六年
- 緒方惟準伝：緒方家の人々とその周辺　中山沃　思文閣出版　二〇一二年
- 大隈侯八十五年史　第三巻　一六〇一一七四頁　大隈侯八十五年史編纂会（代表　市島謙吉）　大正一五年
- 京都府立医科大学八十年史　京都府立医科大学　昭和三〇年
- 瑞穂草：京都療病院初代外国人医師の日本文化論　F・A・ヨンケル・フォン・ランゲック著　八木聖弥監修　熊谷知実訳　文理閣　二〇一二年

●外国人のみたお伽ばなし：京のお雇い医師ヨンケルの「扶桑茶話」　ヨンケル・フォン・ランゲッグ著　奥沢康正訳　思文閣出版　一九九三年

# あとがき

お雇い外国人医師ヨンケルが日本の医業における、その絶大なる業績にもかかわらず、あまり評価されぬまま歴史に埋もれていることに、私は以前より何とも歯がゆい思いを抱いていた。それは彼の故郷であるヨーロッパにおいても同様で、「ヨンケルは一八七二年に医者兼医学教師として京都に赴いたが、残念ながらそこでの活動を示す証拠はなく日本で経験した冒険についてはまったく知られていない。東洋の医学生や病院などについて何も語られなかったことで、彼はある種の不滅のチャンスを逃したことは間違いない」と評されている。

ところが、同じ思いの熱心な研究者の調査によって多少なりとも彼についてわかってきた二〇一四年に、私は、京都府立医科大学学友会が発行している『青蓮会報』（第168号から172号）に「世界の近代医学と京都の医学」というタイトルで五回にわたり執筆し、彼について紹介させていただいた。

本書は、それに加筆・改訂し、新たに書き下ろしたものである。その当時から本として出版する話もあったのだが、叶わぬまま一〇年という年月が過ぎてしまった。

このたび、京都大学学術出版会でようやく日の目を見ることとなった。京都大学学術出版会の編集人永野祥子さんを紹介してくれたのは、ルイ・パストゥール医学研究センターの研究員宇野賀津子さんだ。まずは良いご縁に感謝したい。

お会いしたときから、編集人の永野さんは十分にこの内容に価値を見出し熱心に取り組んでくださった。特に、今では日本の津々浦々まで当たり前のように使用されているカルテの発祥の地がお膝元の京都であったこと、そしてその立役者となったお雇い外国人医師ヨンケルに心惹かれたようだ。その思いはタイトルに反映されている。ややもすれば読みにくい拙文をわかりやすく、構成から丁寧に適切に助言くださった。心から感謝申し上げたい。

ヨンケルの正しい人物像や生涯は、古くは京都府立医科大学出身の川井銀之助先生はじめ、奥沢康正先生、藤田俊夫先生、八木聖弥先生たちの研究で詳細がわかり、ずいぶんと参照させていただいた。特に、奥沢先生の『外国人のみたお伽ばなし：京のお雇い医師ヨンケルの「扶桑茶話」』は、ヨンケルがどのような人物であったか、今まで誤解に満ちた伝説が広まっていたが、この書物によって直接にヨンケルの人となりに触れる機会を与えてくれたのみならず、ヨンケルに対する考え方を一変させるに足る客観的資料も提供してくれた。そして麻酔剤については、化学者の森山祥彦先生から貴重なご教示をいただいた。また『精神病約説』序文の読み下しについては、冷泉為人・貴実子ご夫妻はじめ冷泉家御一門の方々から有益なご助言をいただいた。しかしながら、この本は、長年の秘書である津久井淑子さんがいなかったら到底生まれることはなかった。永野さんと私との間を往復しながら、それぞれの意を汲み細かい作業を忍耐強くしてくれたのだ。彼女の熱意や努力があってこそだと思っている。感謝の言葉が見つからないのが正直な気持ちだが、心からお礼を述べたい。

最後に妻の昌代にも感謝したい。彼女はいつでも拙著の一番の愛読者であり、独りよがりにならないように適切な助言やアイデアを与えてくれる厳しい批評家でもある。

このように、一冊の本を生み出すのにいろいろな方の知恵や力をいただいた、ここに記して感謝する次第である。

二〇二四年一二月三一日

藤田　哲也

中外医事新報誌　143
扶桑茶話　170, 171 185
瑞穂草　171, 177, 184, 185
療病院治療條則　58, 142, 170
療病院教師課業表　64
療病院入学生徒條則　63
療病仮院開業群詣之図　55
Gross Clinic　147
*Insanity*　108, 109, 111
*The Medical Times and Gazette*　28, 29, 34, 35, 36

113, 115, 122, 128
日野西観道　122
ビルロート、クリスティアン・アルベルト・テオドール　148, 149, 156
フォルクマン、フォン　140
フランツ・ヨーゼフ一世　31
フロイト、ジークムント　104, 105
ブロードマン、コルビニアン　104, 105
ヘールツ、アントン・ヨハネス・コルネリス　137, 138, 139
ベルクマン、C　141
ベルツ、エルヴィン・フォン　41, 42, 156, 180, 181
ヘボン、ジェームス・カーティス　95
ボードイン、A・F　32, 33, 34, 35, 43, 44, 152, 155
ホフマン、T・E（大尉）　18, 174
ポンペ、ファン・メーデルフォールト　43, 69, 71, 178

■マ行
マイネルト、テオドール・ヘルマン　103, 104, 105, 111
前田松閣　51, 152
槇村正直　10, 47
真島利民　122
松本鉎太郎　32
松本良順　32
三上天民　122
三樹三郎　71
三雲宗順　19
ミュラー、B・C・L（少佐）　18, 174, 175
モードズレイ、ヘンリー　106, 107, 108, 122, 128
モートン、ウィリアム・トーマス・グリーン　82, 83
モーニッケ、オットー・ゴーットリープ　68, 69, 70

■ヤ行
八木聖弥　57, 72, 171, 184
山縣有朋　152
山田文友　143, 183
山本覚馬　10, 11, 20, 51, 52
山脇東洋　78
与謝野礼厳　21
吉雄圭斎　68
吉田顕三　10, 11
吉益南涯　78, 79

■ラ行
頼山陽　71
ライデスドルフ、マキシミリアン　104, 105
李家隆彦　122, 125
リスター、ジョゼフ　16, 17, 34, 91, 132, 133, 139, 140, 144, 147, 158, 163, 164, 165, 166, 168, 169
リストン、ロバート　82, 83
リチャードソン、C・L　94, 95
レーマン、カルル　39, 51
レーマン、リウドルフ　51, 53, 179
ロキタンスキー、カール・フォン　103

## 【資料名・作品名】

嗅覚生理学（*Physiologie des Geruchs*）　184
京都療病院治療則：独逸人ヨンケル氏処方竝びに諸説　142, 144
京都療病院新聞　45, 51
壬申日記　39
スクリバ外科医局日記　134, 158
精神病約説　108, 109

■カ行
加藤伸勝　109
栞政輔　114
川越新四朗　122, 128
川越直三郎　128
神戸文哉　108, 109, 122
北垣国道　123
木村文卿　52
クラーク、ジェームス　85, 86
呉秀三　126, 127
グロス、サミュエル・D　146, 147
小石中蔵　51
コッホ、R　169
コノリー、ジョン　106, 107
巨海慈航　119

■サ行
西郷隆盛　9, 10, 18, 154
西郷従道　9
相良知安　43
佐々間雲巌　21
サトウ、アーネスト　12
佐藤進　148, 149, 156
三条実美　18, 155
椎原小弥太　4
シーボルト、フィリップ・フランツ・フォン　68, 69
茂山千作　52
島津源蔵　i, 52
島津忠義　9
島津久光　6, 7, 94
島邨俊一　126, 127
シュラーガー、ルードヴィヒ　103, 105
ショイベ、ハインリッヒ・ボート　41, 42, 180
新宮凉閣　51
シンプソン、ジェームズ・ヤング　84, 85, 86
杉浦治郎右衛門　21
スクリバ、ユリウス・カール　134, 135, 158
鈴木禎次郎　52
スノー、ジョン　85, 87
ゼンメルヴァイス、I・P　15, 132, 133, 141

■タ行
高木兼寛　10, 11
高橋正純　10, 11
高松彝　122
滝川具挙　3
田代義徳　134, 135, 158
土屋栄吉　126, 127
ティールシュ、C　141
デュナン、アンリ　31
トレンデレンブルグ、F・A　141

■ナ行
ナイチンゲール、フローレンス　24, 25, 96, 136
長谷信篤　47
永谷鍵次　122
長与専斎　68, 69
半井澄　139, 141, 144
ナポレオン三世　31
新島八重　52
新島襄　51
ニール、セント・ジョーン　94
錦小路頼言　19

■ハ行
パークス、H・S　12, 93, 95
ハーバード、シドニー　96
パストゥール、ルイ　132, 133, 163, 164, 165, 166, 167, 168, 169
華岡青洲　77, 78, 79, 80
原田千之助　52
原元良　143
バルデレーベン、H・A　182
ハルトマン、オスカー　51
東山天華　21, 116, 119, 121, 122, 123, 128
ピネル、フィリップ　100, 101, 106,

■マ行
麻沸散　78, 79, 80
無菌手術　15, 147, 148, 156
無痛乳癌切除　77
無痛分娩　85
明治維新　3, 77, 79, 81, 93, 140, 154, 178

■ヤ行
養源院　7, 16, 17, 22, 97
ヨード剤　14

■ラ行
ライプツィヒ大学　29, 30, 35, 36, 37, 41, 107, 140, 141, 180, 181
緑鉛水（くろろかるく・わあとる） 135, 137, 138, 140
林光院　7, 16, 22
レーマン・ハルトマン商会　39, 51
煉真舎　19

■ワ行
ワクチン　51, 65, 68, 69, 71, 72

■ ABC
MGH（Massachusetts General Hospital） 81

**【人名】**

■ア行
青木義権　47, 49
明石博高　10, 11, 19, 20, 47, 52, 72, 114, 137, 138
アブドール・ハミッド二世　55
安藤精軒　51, 65, 66, 67, 69, 70, 71, 72
イェッター、D　41
石神良策　9, 14
石黒忠悳　148, 149
伊藤貫宗　21
猪子止戈之助　158
岩倉具視　19
岩佐純　43
ヴァンリート、E・M　40
ウイード、オースタイン　66
ヴィクトリア女王　85, 93, 95
ウイリス、ウィリアム　7, 12, 13, 14, 15, 16 ,17, 18, 19, 28, 29, 93, 94, 95, 96, 97, 149, 154
グリージンガー、ヴィルヘルム　103, 104, 111
ウェルズ、スペンサー　16, 17, 28, 33, 91, 133, 134, 158, 168
ウォーレン、ジョン・コリンズ　82, 83
魚谷隆　114
宇田川榕菴　20, 21
梅田雲浜　71
ヴンダーリヒ、C・R・A　37, 42
エイキンズ、トマス　147
江馬務　39
エスキロール、ジャン・エティエンヌ・ドミニク　100, 101, 113, 122
エスマルヒ、J・F・A・von　141
江馬權之介　39, 51
大木喬任　174
大隈重信　152, 153, 155, 156, 167
大村達吉　152
大村益次郎　43, 44, 152, 153, 154, 155, 157, 167
大矢全節　142, 143, 144, 145
大山巖　9, 12
緒方洪庵　32, 154
緒方惟準　32, 44, 152, 153
奥沢康正　27, 171

# 索　引

## 【事項】


■ア行
アヘン戦争　17
医師免許制度　60
エーテル麻酔　24, 82, 83, 84
大坂仮病院　19, 44, 152
オーストリア国立の精神病院　101

■カ行
過マンガン酸カリ溶液　14
カランケン　58, 59, 62, 112
假牧畜　65, 67
カルテー　58, 59, 62, 112
吸入麻酔器（Junker's Inhalor）　27, 28, 34, 88, 90, 91, 96, 97
京都府セーミ局（舎密局）20, 138
京都療病院　ii, 21, 41, 45, 51, 99, 116, 126
クリミア戦争　23, 83, 96, 136
クロロフォルム（麻酔）　13, 14, 15, 33, 81, 84, 85, 86, 87, 88, 90, 91, 96, 97, 144, 145
古医方　78, 79
護体室　118
コロニー　126, 127

■サ行
薩英戦争　95
薩摩藩　4, 5, 6, 7, 17, 94
薩州屋舗　6, 7,　9,　22
サマリタン病院　27, 28, 29, 33, 34, 39, 88, 106, 182
種痘の登録制度　72
ジュネーブ条約　31, 112
相国寺　6, 22, 154
青蓮院　40, 41, 45, 50, 65, 112
新撰組　4
人道的治療法（Traitement moral）　122
精得館　32, 33, 152
西南戦争　148, 149, 151
赤十字のマーク　60, 112
石炭酸消毒（法）24, 34, 131, 132, 133, 134, 140, 141, 144, 148, 151, 154, 157, 158, 164, 167, 168
禅林寺　121, 123, 125
ソルフェリーノの戦い　25, 26, 28, 29, 31, 112

■タ行
大学東校　32, 66, 67, 68 ,70, 72
ディクロロメチレン　90
癲狂院　103, 111, 114, 116, 117, 121, 122, 123, 125, 126, 128
天然痘　64, 65, 68, 70, 71, 72
徳川幕府軍　4, 119

■ナ行
生麦事件　5, 10, 13, 94
南禅寺（方丈）21, 115, 116, 119, 121, 123, 125

■ハ行
万国赤十字（支社）　31, 54, 60
普仏戦争　35, 141, 164
プルカースドルフ　　184, 185
戊辰の役　3, 7

## 藤田哲也 (ふじた　せつや)

| | |
|---|---|
| 1955年 | 京都府立医科大学卒業 |
| 1963年～66年 | 米国パーデュ大学助教授 |
| 1967年～88年 | 京都府立医科大学（病理学教室）教授 |
| 1968年～69年 | 米国カリフォルニア大学San Diego医学部（UCSD）<br>Professor of Neurosciences |
| 1988年～94年 | 京都府立医科大学学長 |
| 1994年 | WHO総長付コンサルタントとしてジュネーヴに滞在 |
| 1995年～ | 京都府立医科大学定年退職ののち、公益財団法人ルイ・パストゥール医学研究センター 研究所長を経て、同シニアフェロー |

**受賞歴**　1977年　朝日賞（神経系細胞発生の研究)、1991年 島津賞（蛍光顕微鏡と共焦点顕微鏡の開発)、1996年紫綬褒章、2003年　旭日中綬章、2006年 京都府文化賞特別功労賞。

**学会活動・役職**　日本病理学会名誉会員、日本癌学会名誉会員、日本組織細胞化学会名誉会員、京都府立医科大学名誉教授など。

**著書**　『心を生んだ脳の38億年』（岩波書店、1997年)、『科学のすすめ』(岩波ジュニア新書、1998年、共著)、『認知発達と進化』（岩波書店、2001年、共著)、『脳の履歴書：幹細胞と私』（岩波書店、2002年)、『脳科学のコスモロジー：幹細胞、ニューロン、グリア』（医学書院、2009年、共著）など。

# 維新京都　医学の開花

——カルテを作ったお雇い外国人ヨンケル　学術選書 117

2025 年 2 月 15 日　初版第 1 刷発行

著　　者…………藤田 哲也

発 行 人…………黒澤 隆文

発 行 所…………京都大学学術出版会


京都市左京区吉田近衛町 69

京都大学吉田南構内（〒 606-8315）

電話（075）761-6182

FAX（075）761-6190

振替 01000-8-64677

URL http://www.kyoto-up.or.jp


印刷・製本…………㈱太洋社

ISBN 978-4-8140-0577-2

定価はカバーに表示してあります

## 学術選書 ［既刊より］

＊サブシリーズ「心の宇宙」→ 心

013 心理臨床学のコア　山中康裕　心 3
034 脳科学のテーブル　日本神経回路学会監修／外山敬介・甘利俊一・篠本滋編
053 心理療法論　伊藤良子　心 7
080 京都の庭園　御所から町屋まで㊤　飛田範夫
081 京都の庭園　御所から町屋まで㊦　飛田範夫
082 世界単位 日本　列島の文明生態史　高谷好一
083 京都学派　酔故伝　櫻井正一郎
085 生老死の進化　生物の「寿命」はなぜ生まれたか　高木由臣
086 ?◉!　哲学の話　朴 一功
087 今からはじめる哲学入門　戸田剛文 編
091 発酵学の革命　マイヤーホッフと酒の旅　木村 光
092 股倉からみる『ハムレット』　シェイクスピアと日本人　芦津かおり
094 歌う外科医、介護と出逢う　肝移植から高齢者ケアへ　阿曽沼克弘
095 中国農漁村の歴史を歩く　太田 出
096 生命の惑星　ビッグバンから人類までの地球の進化㊤　C・H・ラングミューアーほか著　宗林由樹 訳
097 生命の惑星　ビッグバンから人類までの地球の進化㊦　C・H・ラングミューアーほか著　宗林由樹 訳
098 「型」の再考　科学から総合学へ　大庭良介
099 色を分ける　色で分ける　日髙杏子
100 ベースボールと日本占領　谷川建司
101 タイミングの科学　脳は動作をどうコントロールするか　乾 信之
102 乾燥地林　知られざる実態と砂漠化の危機　吉川 賢
103 異端思想から近代的自由へ　大津真作
104 日本書紀の鳥　山岸 哲・宮澤豊穂
105 池上四郎の都市計画　大阪市の経験を未来に　池上 惇
106 弁論の世紀　古代ギリシアのもう一つの戦場　木曽明子
107 ホメロスと色彩　西塔由貴子
108 女帝と道化のロシア　坂内徳明
109 脳はどのように学ぶのか　教育×神経科学からのヒント　乾 信之
110 デザインは間違う　デザイン方法論の実践知　松下大輔
111 ハイデッガーとギリシア悲劇　秋富克哉
112 自然に学ぶ「甘くない」共生論　椿 宜高
113 南方熊楠と猫とイスラーム　嶋本隆光
114 森の来歴　二次林と原生林が織りなす激動の物語　小見山章・加藤正吾
115 民主政アテナイに殉ず　弁論家デモステネスの生涯　木曽明子
116 平和と人権の思想史　近代自然法思想と哲学　本田裕志
117 維新京都 医学の開花　カルテを作ったお雇い外国人ヨンケル　藤田哲也